BENJAMIN REHBERG

BORAX

für absolute Einsteiger

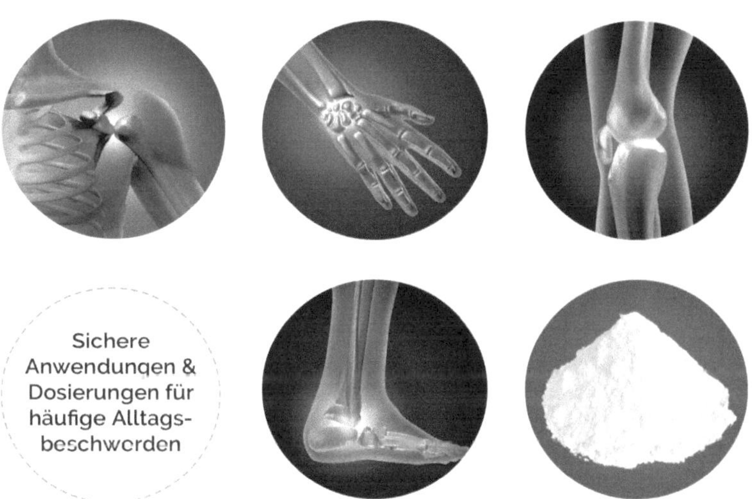

Sichere Anwendungen & Dosierungen für häufige Alltagsbeschwerden

So setzen Sie mineralische Multitalent effektiv und ohne Risiko für Ihr Wohlbefinden ein

Inhaltsverzeichnis

Einleitung: Die Renaissance eines alten Heilmittels 5

Kapitel 1: Borax – was ist das eigentlich? 9

Geschichte und Herkunft von Borax........................ 10

Chemische und physikalische Eigenschaften 12

Einsatzbereiche von Bor, Borsäure und Borax 15

Kapitel 2: Sicherheit und rechtliche Aspekte............... 17

Toxizität von Borax: So harmlos wie Kochsalz........... 17

Warum gilt Borax trotzdem als toxisch?.................... 20

Gesetzliche Regelungen und Einschränkungen 22

Richtige Handhabung und Dosierung 23

Wie viel Borax ist in Ordnung?................................ 25

Tipps zur praktischen Anwendung von Borax 31

Kapitel 3: Borax und die Gesundheit 33

Borax-Mangel erkennen...................................... 34

Welche Vorteile hat Borax für den Körper? 36

Borax in der Hausapotheke 37

Borax-Therapie bei Krebs 40

Borax-Therapie bei chronischen Entzündungen........ 42

Verbesserte Aufnahme von Vitamin D durch Borax..... 43

Neurodermitis und Schuppenflechte mit
Borax behandeln 44

Bor und die Zirbeldrüse 46

Therapie mit Borax zur Stärkung der
Knochengesundheit 51

Borax für den Calcium-Magnesium-Stoffwechsel 63

Borax hält Hyaluronsäure im Körper....................... 65

Kapitel 4: Borax über die Ernährung aufnehmen.......... 67

Bor-Gehalt im Boden... 69

Bor in Tieren 72

Kapitel 5: Borax in der Kosmetik und Körperpflege...... 73

Kapitel 6: Borax im Haushalt 81

Borax als Fettlöser 82

Borax in der Industrie... 89

Borax im Garten 91

Kapitel 7: Warum Sie auf Borax vertrauen sollten 97

Kapitel 8: Häufig gestellte Fragen (FAQ).................. 105

Schlusswort 129

Quellen 133

Einleitung
Die Renaissance eines alten Heilmittels

Das altbekannte Heilmittel Borax basiert auf dem chemischen Element Bor, einem Halbmetall. In der Natur kommt es allerdings nicht in reiner Form vor, sondern in Form von Bor-Verbindungen wie Säuren, Salzen oder Basen. Dabei ist Borax das Salz des Bors, auch Natriumborat genannt.

Aufgrund seiner stabilisierenden, reinigenden und desinfizierenden Eigenschaften wird es seit Jahrtausenden verwendet und bis heute vielen Kosmetika, Reinigungsmitteln, Bleichmitteln und Desinfektionsmitteln zugesetzt. Es entfernt Rost und Flecken, vernichtet Unkraut und Ungeziefer. Außerdem wird es Lebensmitteln als Konservierungsstoff unter der Nummer E 285 zugesetzt.

Auch in der Hausapotheke lässt sich Borax vielseitig als Heilmittel einsetzen. Denn es besitzt zahlreiche gesundheitsfördernde Eigenschaften. Unter anderem können Sie damit Schmerzen behandeln, Ihre Knochen schützen, das Risiko bestimmter Krankheiten mindern, Ihr Hautbild verbessern, Symptome bestimmter Erkrankungen lindern sowie Ihr Immunsystem stärken.

Eine Behandlung mit dem natürlichen Mineral ist bei geringer Dosierung für Erwachsene unbedenklich. Zwar ist Borax in Deutschland in Pulverform für Privatanwender verboten, doch sind Nahrungsergänzungsmittel in Kapselform mittlerweile erlaubt. Auch ist Borax nicht gefährlicher als Kochsalz. Wenn Sie es richtig verwenden, bewirkt das Naturheilmittel somit viel Gutes im Körper.

Aber das Heilmittel Borax ist nicht unumstritten. Wenn Sie im Internet über Borax recherchieren, werden Sie womöglich auf negative Informationen stoßen. Das kann Sie verunsichern.

Sie dürfen jedoch nicht vergessen, dass Bor ein natürliches Mineral ist und in vielen pflanzlichen Lebensmitteln vorkommt, sodass Sie auch über die Nahrung einen gesundheitlichen Nutzen von Bor ziehen. Der menschliche Körper braucht Bor sogar. Nur wenn Sie sehr, sehr hohe Mengen des Spurenelements einnehmen, kann es – wie jeder andere Stoff auch – schädlich sein.

Ansonsten ist Borax ein wunderbares Heilmittel. In diesem Buch erhalten Sie deshalb alle wichtigen Informationen zu Borax und erweitern Ihr Wissen über alternative Heilmethoden. Sie bekommen hilfreiche Tipps an die Hand und lernen, wie Sie Borax sicher und effektiv im Alltag sowie bei bestimmten Krankheiten einsetzen können. Zudem erfahren Sie, wie und wo Sie Borax als Privatperson erwerben können.

Oder sind Sie dem Heilmittel gegenüber eher skeptisch eingestellt? Nach dieser Lektüre werden Sie vermutlich eine andere Meinung haben und sogar positiv überrascht sein, wie vorteilhaft sich Borax auf Ihre Gesundheit auswirken kann.

Kapitel 1
Borax – was ist das eigentlich?

Borax – auch bekannt als Natriumtetraborat – ist ein eher selten vorkommendes Bormineral und -salz, das aus dem Boden gewonnen wird. Ähnlich wie Gips, Evaporit oder Anhydrit kommt es in kristalliner oder massiver Form vor. Es entsteht als Evaporit (eine Gesteinsbildung) durch die Austrocknung von Salzseen, die dann Borax-Seen genannt werden. Ein Evaporit ist ein Sedimentgestein, das sich bildet, wenn unter trockenen Bedingungen das Wasser, in dem es gelöst ist, verdunstet. So entsteht eine übersättigte Lösung, aus der das Mineral ausfällt, weil nicht mehr genug Wasser vorhanden ist, um es in Lösung zu halten. Deshalb findet sich Bor auch in vulkanischen Schloten. Hier sorgt Schwefel für die Sedimentbildung. Häufig kommen Borax und Borsäure zusammen vor. Beide Verbindungen sind zudem im Meerwasser zu finden. Große Vorkommen des Minerals gibt es in Kalifornien und der Türkei. Insgesamt gibt es aktuell 80 Fundstellen weltweit, darunter jene in Kasachstan, Südamerika, China, Indien und Italien.

Geschichte und Herkunft von Borax

Borax hat eine lange Geschichte und wird seit vielen Jahrtausenden von Menschen verwendet. In der Antike nutzten es Ägypter, Perser, Sumerer und Babylonier zum Einbalsamieren von Mumien und für Textilien. Im alten China sowie im Römischen Reich half das Mineral beim Glasieren von Porzellan und Keramik. Auch in traditionellen Heilmethoden wie der Chinesischen Medizin sowie im Ayurveda wird Borax seit vielen Jahrhunderten als Heilmittel benutzt.

Der lateinische Begriff Borax stammt ursprünglich von der persischen Bezeichnung „burah" sowie dem arabischen Wort „buraq" ab. Schließlich wurde es zum griechischen „borach" und später in Europa zu Borax. In der Neuzeit beschrieb der schwedische Mineraloge Johan Gottschalk Wallerius im Jahre 1748 Borax das erste Mal. Er konnte allerdings noch nicht viel damit anfangen.

1808 wurde Bor als analytisches Mittel in der Chemie entdeckt und als Reduktionsmittel zur Freisetzung von Elementen aus ihren Verbindungen eingesetzt. Die französischen Chemiker Joseph Louis Gay-Lussac und Louis Jacques Thénard sowie der Engländer Humphry Davy experimentierten mit Bor, erkannten aber ebenfalls noch nicht den elementaren Charakter der amorphen braunen Substanz. Dies gelang erst dem schwedischen Chemiker und Arzt Jöns Jakob Berzelius im Jahre 1824.

Einige Jahre später entdeckte der Mineraloge John Allen Veatch Borax-Vorkommen in den USA, genauer gesagt im kalifornischen Borax Lake. Etwa zur gleichen Zeit wurde Borax auf den Philippinen als Ersatz für das giftige Quecksilber bei der Goldgewinnung eingesetzt. 1892 gelang es dem französischen Chemiker Henri Moissan, Bor als amorphen Stoff darzustellen. Die vollständige Entschlüsselung führte 1909 der amerikanische Chemiker W. Weintraub durch.

Kommerziell abgebaut wurde Borax erstmals in den USA. 1872 entdeckte der „Borax-König" Francis Marion Smith in Nevada ein großes Vorkommen im Columbus Marsh Sumpf und errichtete dort kurzerhand mit seinem Bruder eine Borax-Fabrik. Aus dieser Fabrik kam der erste Haushaltsreiniger mit dem Mineral. Dieses war so beliebt, dass die Brüder Smith es in einer 30-Tonnen-Ladung mit zwei großen Wagen und einem dritten Wagen für Lebensmittel und Wasser, gezogen von einem 24-Maultier-Gespann, 260 Kilometer durch die Wüste von Marietta bis zur nächsten Eisenbahnstation in Nevada transportierten. Von da an vermarkteten die Brüder ihr Produkt unter dem Namen „20 Mule Team Borax".

Borax ist bis heute Bestandteil vieler Putzmittel, Waschmittel, Kosmetika und Emaillelacke. Zudem wird es zur Herstellung von Brandschutzmitteln, als Antifungalmittel, Neutronenabsorber für radioaktive Quellen und für Strukturmittel beim Kochen verwendet.

Heute wird Borax fast ausschließlich aus dem Mineral Kernit gewonnen, das sich in Trockenseen tief unter der Oberfläche befindet. Kernit ist Borax sehr ähnlich. Es hat lediglich einen geringeren Gehalt an Kristallwasser. Deshalb lässt sich Borax aus Kernit extrahieren.

Chemische und physikalische Eigenschaften

Bor kommt auf der Erde lediglich in sauerstoffhaltigen Verbindungen wie Borsäure oder Borax vor. Deshalb zählt Borax zu den weichen Mineralien. Da es etwas mürbe ist, können Sie es mit dem Fingernagel leicht einritzen. Hinsichtlich der Struktur ist es ähnlich wie Gips. Liegt Borax in reiner Form vor, bildet es farblose und durchsichtige Kristalle. Wenn Fremdatome eingelagert sind, kann der Borax-Kristall auch weiß, hellblau, grün oder grau erscheinen. Borax-Kristalle sind in der Regel winzig klein, sodass Sie diese nur unter dem Mikroskop erkennen können. Trotz der spröden Struktur besitzt Borax nach Diamant die zweithöchste Härte und höchste Zugfestigkeit aller bisher bekannten Elemente. Dennoch ist Borax schon bei 100 Grad Celsius in Wasser und dem Zuckeralkohol Glycerin löslich. Diesen Stoff kennen Sie in Form von Frostschutzmittel. Erhitzen Sie es auf rund 400 Grad Celsius, entsteht Borax in Pulverform. Bei noch höheren Temperaturen ergibt sich eine glasartige Schmelze.

Zurück zur Lösung in Wasser: Dabei entsteht auch die Borsäure, die es als Basis für Borax (das Salz der Borsäure) braucht. Diese enthält wie Bor sämtliche positiven Eigenschaften und ist ein wichtiger Nährstoff für Pflanzen. Sie nehmen Borsäure (also die lösliche Form von Bor) über den Boden auf. Diese stabilisiert die Zellwände und fungiert als Konnektor zwischen den einzelnen Molekülen. Die Säure können Sie mit einem Architekten vergleichen, der dafür sorgt, dass eine Wand fest und stabil ist. Wissenschaftler fanden zudem heraus, dass Borsäure eine Rolle beim Stoffwechsel der Pflanzen spielt und Proteine transportiert.

Auch scheint Bor bei Hülsenfrüchten (fachliche Bezeichnung Leguminosen) eine Signalfunktion zu übernehmen und dafür zu sorgen, dass die Wurzelknöllchenbakterien, die an der Wurzel der Hülsenfrucht sitzen, Stickstoff aus der Luft einfangen. Diese benötigen die Leguminosen als Nährstoff.

Bor ist somit ein essenzielles Spurenelement, das an einer Vielzahl von Prozessen und Reaktionen in der Pflanzenwelt beteiligt ist: Wachstum der Wurzeln, Förderung der Nährstoffaufnahme, Bildung von Pollen, Wachstum, Bildung neuer Triebe und vieles mehr.

Daraus schließen Forscher, dass Bor auch im tierischen und menschlichen Stoffwechsel eine wesentliche Rolle spielt. Übrigens ist der Mensch in seinem genetischen Gehalt Moos verblüffend ähnlich und hat rund 25 Prozent der Gene gemeinsam mit der Banane (laut OMA-Methode; OMA steht für Orthologous Matrix).

Deshalb gab es in den vergangenen Jahrzehnten viele wissenschaftliche Studien, die sich mit Bor und seiner Wirkung bei Menschen befasst haben. Viele Forschungseinrichtungen, Universitäten und Kliniken untersuchten die therapeutischen Möglichkeiten des Minerals, unter anderem bei Arthrose, Arthritis und Osteoporose. Neue Studienergebnisse weisen sogar darauf hin, dass eine ausreichende Versorgung mit Bor für uns Menschen von Bedeutung ist.

Dennoch wurde Borax 2009 verboten sowie als toxisches Nahrungsergänzungsmittel eingestuft. Apotheken wurden mit einem Abgabeverbot versehen, weil Borax angeblich krebserregend und erbgutverändernd ist, die Fortpflanzungsfähigkeit beeinträchtigt und in der Schwangerschaft zu Komplikationen führen kann. Auch wenn diese allgemeine

Einstufung bereits zum großen Teil revidiert wurde (Nahrungsergänzungsmittel in Form von Kapseln mit maximal 3 mg Bor sind jetzt wieder erlaubt), verängstigt sie bis heute viele Verbraucher. Dabei sind Nebenwirkungen wie diese bei vielen chemischen Medikamenten im Beipackzettel ausgeschrieben. Und Borax hat in der Praxis sowie bei normaler Dosis bei keinem Menschen bisher zu Krebs geführt oder dessen Fruchtbarkeit eingeschränkt. Vergessen wird auch nicht, dass eine eventuelle Toxizität und allgemeine Nebenwirkungen erst bei einer extremen Überdosierung auftreten können. Fakt ist, dass der Mensch das natürlich vorkommende Mineral (das auch über die Nahrung aufgenommen wird) für den Körper braucht und es in der richtigen Menge unbedenklich ist.

Borax besteht aus zwei Natrium-Atomen sowie einem Kern aus vier Bor-Atomen, die durch Sauerstoff-Atome miteinander verbunden sind. Es enthält 10 Kristallwassermoleküle (Decahydrat) und manchmal weniger (zum Beispiel Pentahydrat). Borax ist das Natriumsalz der schwachen Borsäure und hat in wässriger Lösung einen pH-Wert von etwa 9–10 (pH 7 ist neutral). Somit ist es schwach alkalisch. Im menschlichen Magen reagiert Borax mit Salzsäure zu Borsäure und Natriumchlorid. Diese Bor-Verbindungen werden rasch und nahezu vollständig mit dem Urin wieder ausgeschieden. Borax enthält 11,3 Prozent Bor, Borsäure hingegen 17,5 Prozent. Die chemisch korrekte Bezeichnung von Borax ist Natriumtetraborat-Decahydrat, Dinatriumtetraborat-Decahydrat oder Natriumborat.

Einsatzbereiche von Bor, Borsäure und Borax

Früher wurden Borsäure und Borax in vielen Bereichen verwendet. So wurde Borsäure zur Konservierung von Lebensmitteln benutzt. Borax kam gegen Ameisen zum Einsatz, indem Bor gemeinsam mit Zucker in Wasser aufgelöst wurde. Mit Zitronensaft oder Essig wurde Borax für die Entfernung von Rost genutzt. Vor allem aber war Borax früher als Waschmittel und Weichspüler bekannt. Bereits im 19. Jahrhundert war weithin bekannt, dass Borax die Wäsche besonders weich macht. In dieser Zeit herrschte oft große Not – und Not macht bekanntlich erfinderisch. So wurde Borax sogar zum Zähneputzen und für die Haarwäsche verwendet.

Auch in der Chemie wird es häufig verwendet. Als Rohstoff dient Borax für die Herstellung von Bor-Verbindungen und Borsäure. Zudem lassen sich aus Borax Perborate für Bleichmittel und Desinfektionsmittel gewinnen. Bis heute wird Borax zudem für Glasuren auf Porzellan, Steingut und Gläsern genutzt.

Beim Löten, Schweißen und Schmieden kommt das Mineral als oxidablösendes Flussmittel zum Einsatz und sorgt ähnlich wie ein Kleber für besseren Halt der Lötstellen und mehr Widerstandskraft des Metalls. Auch für die Herstellung von Kinder-Schleimspielzeug (Slime) braucht es Borax als Grundsubstanz.

Im Haushalt ist Borax ebenfalls noch immer allgegenwärtig. Schauen Sie einmal auf Ihr Waschmittel, ob dort Borax gekennzeichnet ist. Auch in Farben, Wasserenthärtern, einigen

Seifen, Bleichmitteln, Holzschutzmitteln, Klebstoffen, Insektenbekämpfungsmitteln, Antipilzmitteln, Flammschutzmitteln und Putzmitteln steckt das Mineral als Substanz.

Mittlerweile darf Borsäure in einigen Ländern nur noch eingeschränkt verwendet werden. In Australien ist der Handel mit Borsäure sogar verboten. In Deutschland geht es um Borax-Pulver: Dieses darf lediglich für gewerbliche Zwecke und für die Weiterverarbeitung verkauft werden. In der Apotheke und für Privatanwender ist es nicht frei verkäuflich. Immerhin sind Bor- und Borax-Kapseln erlaubt.

> Boraxhaltige Produkte müssen ab einem Gehalt von einem Prozent Bor einen Gefahrenhinweis auf der Packung tragen. Dies entspricht einem Boraxgehalt von 8,5 Prozent, weil Borax zu 11,3 Prozent aus Bor besteht.

Jeder Mensch nimmt Bor täglich über pflanzliche (unverarbeitete) Lebensmittel zu sich. Die Menge, die Sie Ihrem Körper zuführen, hängt von der Ernährung ab und ist damit unterschiedlich hoch. Wenn Sie genügend Obst und Gemüse essen, versorgen Sie Ihren Körper mit einem bis 5 Milligramm Bor pro Tag. Einige Studien sprechen in diesem Zusammenhang von Bor als einer bioaktiven Komponente der Nahrung, welche die Gesundheit der Menschen positiv beeinflusst.

Kapitel 2
Sicherheit und rechtliche Aspekte

Bevor Sie lernen, wofür Sie Borax als Heilmittel verwenden können und mehr über die Wirkung und Anwendung erfahren, geht es in diesem Kapitel um die angebliche Toxizität von Borax. Ist das Mineral wirklich giftig? Und was ist dran an den Nebenwirkungen, über die Sie im Internet womöglich schon gestolpert sind?

Toxizität von Borax: So harmlos wie Kochsalz

Seit Jahrhunderten ist Borax als Allzweckmittel in Gebrauch. Doch irgendwann in den 1970er-Jahren wurde Borax verteufelt sowie als Nahrungsergänzungsmittel verboten. Allerdings hat sich das mittlerweile dank der Rechtsvorschriften in den EU-Mitgliedstaaten verändert. Denn Borax ist in anderen europäischen Ländern nicht mit Einschränkungen versehen.

Deshalb ist der Verkauf von Bor und Borax als Nahrungsergänzung heute in Deutschland erlaubt. Trotzdem tauchen im Internet immer wieder Hinweise auf, dass Borax verboten sei. Dies liegt daran, dass das Mineral als loses Pulver tatsächlich nicht zur Einnahme verkauft werden darf. Mit der Richtlinie 2008/58/EG vom 21. August 2008 wurde Borax-Pulver als giftig krebserregend, erbgutverändernd und fortpflanzungsgefährdend (Stoffe der Kategorie 1 bzw. 2) deklariert und mit dem Gefahrensymbol versehen. Zwar können Sie weiterhin Pulver erwerben, jedoch wird es von Herstellern und Anbietern als Mittel für „technische Zwecke", nicht aber für Privatanwender ausgeschrieben. In Form von Kapseln ist der Verkauf hingegen nicht eingeschränkt. In der Regel enthält eine Kapsel bis zu 3 mg Bor.

Welche Logik dahintersteckt, ist unklar. Auch an der Behauptung, dass Borax giftig ist, ist wenig dran. Was Messungen zur Toxizität betrifft, gibt es jedenfalls keine einheitlichen Angaben. Die tödliche Dosis von Borsäure und Borax (nach oraler Einnahme) wird in der pharmazeutischen Literatur für Säuglinge bei 0,8 bis 3,0 Gramm, für Kleinkinder bei 5 bis 6 Gramm, für Erwachsene bei 12 bis 30 Gramm pro Kilogramm Körpergewicht angegeben. Wir sprechen hier von Überdosierungen, die sehr weit über der Dosierungsempfehlung in Milligramm liegen.

Symptome einer Intoxikation sind laut Fachliteratur Erbrechen, Durchfall, Herzkreislaufkollaps, Kopfschmerzen, Verwirrungszustände, Muskelzittern, Menstruationsstörungen, Nierenschädigung, Dermatitis, Körperhaarausfall, Störungen des Zentralnervensystems, Epilepsie, Ödeme und Blutandrang im Gehirn, Anorexie sowie Debilität.

Aus Fallberichten, bei denen nach vier- bis zehnwöchiger Einnahme toxische Effekte auftraten, hat das Bundesinstitut für Risikobewertung (BfR) eine durchschnittliche tägliche orale Dosis von 0,143 bis 0,429 Gramm Borsäure bzw. 25

bis 76 Milligramm Bor pro Kilogramm Körpergewicht sowie pro Tag als Maximalwerte ermittelt.

Der LD50-Wert (mittlere Tödlichkeit) liegt bei 2 bis 6 Gramm Borax pro Kilogramm Körpergewicht. Sprich, Sie haben bei der Einnahme einer solchen Menge eine Überlebenschance von 50 Prozent.

Vergleichen Sie diesen Wert mit Kochsalz, liegt die letale Dosis etwa im selben Bereich. Kochsalz hat einen LD50-Wert bei 3 Gramm pro Kilo Körpergewicht.

Was bedeutet das für die Einstufung von Borax als giftiges Mittel? Vor allem, wenn jeder Mensch täglich über Obst und Gemüse rund ein bis 3 Milligramm Bor aufnimmt?

Borax ist in toxikologischer Hinsicht relativ harmlos – zumal die Toxizität mit Kochsalz nahezu identisch ist. Vergiftungen bei Kindern, vor allem aber bei Säuglingen, können allerdings vorkommen.

Grundsätzlich sollten Babys unter einem Jahr kein Salz zu sich nehmen, weil dies gesundheitsschädlich sein kann. Der Grund: Babys absorbieren Salze leicht über die Haut und nehmen sie dirckt in die Blut- oder Lymphbahnen auf. Auch schadet zu viel Salz den noch nicht voll entwickelten Nieren. Somit ist auch der Einsatz von Borax bei Säuglingen tabu, da es ein Natriumsalz ist und ähnliche Risiken birgt.

Warum gilt Borax trotzdem als toxisch?

Im Jahr 1969 gab es einen tödlichen Einzelfall. Jemand nahm eine exzessiv hohe Dosis von 30 Gramm Borsäure (empfohlene Dosis in Milligramm) als Desinfektionsmittel. Es ist bekannt, dass jedes hoch dosierte Desinfektionsmittel reizend wirken kann. Schließlich werden diese Mittel gegen Keime eingesetzt. Doch dieser Vorfall genügte, um Borax erneut zu evaluieren. Ein paar Studien später stand Borax dann im Verdacht, reproduktionstoxisch zu sein. Das bedeutet, es verringert womöglich die Fruchtbarkeit und wirkt sich negativ auf die Entwicklung eines Ungeborenen aus, zudem kann es Fehlbildungen verursachen. Des Weiteren äußerten einige Wissenschaftler den Verdacht, dass Borax mutagen sei, das Erbgut verändern könnte und damit zu einem erhöhten Krebsrisiko führen würde. Allerdings fanden die (wenigen) Studien nicht am Menschen, sondern an Ratten (bei hoher Dosierung) statt. Hier zeigte sich, dass die Fruchtbarkeit von Ratten ab 17,5 Milligramm Bor pro Kilogramm Körpergewicht gestört wurde. Entwicklungsstörungen wurden bei einer Dosierung ab 9,6 Milligramm pro Kilogramm Körpergewicht festgestellt. Das heißt, bis zu diesen Werten gibt es bei Ratten keine signifikanten Befunde. Erst wenn diese Dosis erreicht und überschritten wird, kommt es zu den genannten Störungen.

In den darauffolgenden Jahren fanden zahlreiche Studien am Menschen statt. Unter anderem wurden über tausend Männer und Frauen untersucht, die im Abbau oder in der Verarbeitung von Bor-Verbindungen arbeiteten und viele borhaltige Lebensmittel aßen. Trotz einer hohen Belastung mit Borax zeigte die Studie keine Beeinträchtigung der Fruchtbarkeit.

Weitere Studien aus der Türkei bestätigen, dass Borax der männlichen und weiblichen Fruchtbarkeit nicht schadet. Auch keine andere Studie konnte bisher eine Schädigung der Fruchtbarkeit bei Menschen nachweisen.

Die natürliche Exposition mit Bor und eine normale Dosis Borax reichen außerdem bei weitem nicht aus, um die Fruchtbarkeit zu verändern.

Auch zur Mutagenität von Bor und Borax erfolgten im Anschluss viele Studien. Mutagene Stoffe sind bekannt dafür, das Erbgut zu verändern sowie krebserregend zu sein. Keine der Bor-Verbindungen, auch Borax nicht, konnte Mutationen auslösen. Im Gegenteil: Bor und Borax scheinen die DNA sogar vor Schädigungen zu schützen.

Was bedeutet das für Sie? Egal, in welcher Form Sie Bor aufnehmen – ob als Borsäure, Borax oder als Komplex mit organischen Komponenten – es schadet Ihrem Körper bei einer normalen Dosierung nicht. Forscher gehen zudem davon aus, dass Borax nicht vom Menschen verstoffwechselt, sondern nur aufgenommen wird. Es durchfließt den Körper, verteilt sich in den Geweben und wird anschließend über die Nieren wieder ausgeschieden.

Achtung: Sind Sie schwanger, sollten Sie Borax wie viele andere Nahrungsmittel, Naturheilmittel, Gewürze und Kräuter meiden. Denn Borax kann wehenfördernd sein oder sich anderweitig negativ auf den Verlauf der Schwangerschaft auswirken, auch wenn es nicht zu Fehlbildungen führt.

> Bor und entsprechend auch Borax verfügen nicht über Erbgut veränderndes Potenzial. In hohen Dosen eingenommen, kann es Vergiftungserscheinungen, die jenen von Kochsalz ähneln, verursachen. Reproduktionstoxisch wirkt es nur bei Tieren und auch da nur, wenn es in unnatürlich hohen Dosen verabreicht wird.

Gesetzliche Regelungen und Einschränkungen

Im Jahr 2013 veröffentlichte die Europäische Behörde für Lebensmittelsicherheit (EFSA) eine wissenschaftliche Neubewertung von Borsäure (E-Nummer 284) sowie Borax (E-Nummer 285) als Lebensmittelzusatzstoffe. Das Gremium gelangte zu dem Schluss, dass Borsäure und Borax hinsichtlich der Genotoxizität (Erbgutveränderung) keine Bedenken aufwerfen. Borax ist lediglich in sehr großen Mengen gefährlich und giftig.

Auch das Bundesinstitut für Risikobewertung (BfR) sieht bei Borax in Nahrungsergänzungsmitteln eine Zufuhr von einem Milligramm Bor am Tag als nicht gesundheitsgefährdend an. Neugeborene und Babys bis zu einem Jahr sollten kein Borax zu sich nehmen.

Dennoch empfiehlt das BfR weiterhin, auf den Einsatz von Borsäure oder Borax in Nahrungsergänzungsmitteln zu verzichten. Das ehemalige Borax-Verbot und die bis heute bestehenden Einschränkungen und „Empfehlungen", was den Verzehr und Verkauf betrifft, sind fragwürdig. Schließlich ist das Mineral ein uraltes Heilmittel und hat unzählige gesundheitsfördernde Wirkungen.

Aber natürlich würde der Medizin- und Pharmaindustrie eine wichtige Einnahmequelle wegbrechen, wenn Borax als Heilmittel anerkannt sowie für unbedenklich erklärt würde. Denn rund 30 Prozent der Bevölkerung in den westlichen Ländern leiden an Arthritis, Arthrose und Osteoporose. Diese Knochenkrankheiten führen oft zu Knochenbrüchen und langfristigen Klinikaufenthalten. Viele Brüche benötigen viel Zeit zur Ausheilung. Borax als Heilansatz (Studien zeigen, wie wirksam Borax bei Arthrose & Co. sein kann) würde das Gesundheitssystem zusammenbrechen lassen. Und auch für die Arzneimittelhersteller wäre dies ein großes Problem. Denn die Pharmaindustrie finanziert einen Großteil der Forschung. So ist es nicht verwunderlich, dass es bislang kaum Bemühungen gab, positive Studien zu Borax-Medikamenten zu reproduzieren.

Die niedrig dosierten und weniger effektiven Bor-Tabletten werden deshalb von der Pharmaindustrie immer noch streng überwacht. Ihr Verkauf kann durch Vorschriften im Codex Alimentarius jederzeit wieder eingeschränkt oder sogar verboten werden.

Richtige Handhabung und Dosierung

Bevor Sie sich mit der Dosierung von Borax befassen, sollten Sie wissen, wie viel Bor Sie täglich über die Ernährung zu sich nehmen können. Wenn Sie ausreichend frisches Obst und Gemüse essen, versorgen Sie Ihren Körper im Schnitt mit einem bis 5 Milligramm Bor pro Tag. Die Menge an Bor pro Lebensmittel schwankt jedoch, denn sie hängt davon ab, wo das Gemüse oder Obst angebaut wird. Da in Europa nur wenig Bor im Boden vorkommt, nehmen EU-Bürger im Schnitt nur ein bis 2 Milligramm Bor pro Tag zu sich. Zudem hemmen chemische Dünger, die in der Landwirtschaft eingesetzt werden, die Aufnahme des Minerals aus dem Boden. Verzehren Sie einen Bio-Apfel aus einem Anbaugebiet mit gutem Boden, kann dieser bis zu 20 Milligramm Bor enthalten. Ein Apfel, der mit konventionellem Dünger gewachsen ist, besitzt dagegen oft nur ein Milligramm. Das bedeutet, dass Menschen grundsätzlich weniger Bor durch Lebensmittel zu sich nehmen als noch vor 50 oder 100 Jahren.

Garen Sie das Gemüse zudem falsch, reduzieren Sie nicht nur Vitamine, sondern auch die enthaltenen Mineralstoffe wie Bor. Wird das Gemüse in Wasser gekocht, bleibt außerdem ein Großteil der Mineralstoffe im Kochwasser zurück. Dieses sollten Sie deshalb nicht wegschütten, sondern wiederverwenden.

Die Aufnahme von Bor kann auch körperlich gehemmt werden, wenn Sie eine Gluten-Unverträglichkeit haben oder zu viele Hefepilze im Darm sitzen. Gesundheitsprobleme durch Bor-Mangel kommen deshalb heute relativ häufig vor.

Dass Borax wichtig für die Gesunderhaltung des Körpers ist, steht außer Frage. So konnte zum Beispiel ein Zusammenhang zwischen einer geringen Aufnahme von Borax sowie dem vermehrten Auftreten von Arthritis festgestellt werden. Untersuchungen haben gezeigt, dass Menschen in Ländern, in denen nur ein bis 2 Milligramm des Halbmetalls täglich über die Nahrung aufgenommen werden, häufiger an Arthritis erkranken als Menschen in Ländern, in denen der Körper täglich 5 bis 10 Milligramm davon über die Nahrung aufnimmt.

Frauen nach der Menopause verlieren durch das Wasserlassen viele für die Knochengesundheit wichtige Nährstoffe, was zu einem Nährstoffmangel führt. Eine Studie hat gezeigt, dass die Einnahme von 3 Milligramm Borax pro Tag den Verlust dieser wichtigen Nährstoffe verringern kann. Bei Frauen sank die Ausscheidung von Magnesium um 33 Prozent, von Kalium und Phosphor um 40 Prozent. Im Blut wurde auch eine doppelt so hohe Konzentration von Östrogen gefunden. Dies sind nur einige wenige Beispiele dafür, wie positiv sich Borax auswirkt, wenn Sie es über die Ernährung zu sich nehmen. Mehr dazu erfahren Sie in den folgenden Kapiteln.

Wie viel Borax ist in Ordnung?

Wie Sie jetzt wissen, genügt die Aufnahme von Bor allein durch die Nahrung meistens nicht. Die tägliche Menge entspricht nur einem bis 5 Milligramm. Die Anwendung von Borax als Nahrungsergänzungsmittel ist in der Regel unbedenklich, wenn die Dosierungsempfehlungen eingehalten sowie die richtige Darreichungsform gewählt wird. Der Körper kann das Mineral über die Haut und den Verdauungstrakt aufnehmen. Von dort gelangt es schnell in den Darm. Einatmen kann man Borax allerdings nicht. Denn über die Atemwege nimmt man Bor lediglich dann auf, wenn man großen Staubmengen ausgesetzt ist. Untersuchungen an Arbeitern, die Bor abbauen, haben gezeigt, dass das Einatmen nicht zu Vergiftungen führt.

Die Aufnahme über die Haut ist bei Erwachsenen ebenfalls sehr gering. Wenn Sie sich mit Borax-Creme eincremen, wird nur die betroffene Stelle geheilt oder behandelt. Zudem baut der menschliche Körper überschüssiges Bor ab – unabhängig davon, wie Sie es verabreichen. Das geschieht sehr schnell, innerhalb von 21 Stunden.

Nahrungsergänzungsmittel in Form von Kapseln oder Tabletten enthalten 3 Milligramm Bor. Das entspricht der allgemein empfohlenen, normalen Dosierung. Sie können die Dosierung allerdings noch erhöhen. Beachten Sie aber auch die Herstellerangaben auf dem Beipackzettel und halten Sie sich im Zweifelsfall an diese Angaben.

Zu Beginn sollten Sie die Wirkung von Borax auf den Körper austesten und die ersten 5 Tage mit einer Tablette täglich (sprich 3 Milligramm) starten. Anschließend können Sie die Dosis auf bis zu 3 Tabletten täglich (9 Milligramm Bor pro Tag) erhöhen. Die Beschwerden sollten daraufhin deutlich zurückgehen. Dosieren Sie anschließend wieder etwas geringer und gehen Sie auf 2 Tabletten, sprich 6 Milligramm zurück.

Achtung: Die richtige Dosierung von Bor hängt ebenfalls vom Alter und dem physiologischen Zustand der Person ab. Wollen Sie damit eine Krankheit behandeln, sollten Sie vor der Einnahme mit einem Arzt, Apotheker oder Heilpraktiker darüber sprechen.

- Für Säuglinge bis 12 Monate ist Bor tabu.
- Auch Kinder bis 3 Jahre sollten kein Bor einnehmen.
- Jugendliche bis 18 Jahre maximal 9 Milligramm pro Tag.
- Erwachsene maximal 10 Milligramm Bor pro Tag.

Die Angaben sind fundiert, dennoch kann es vorkommen, dass Ihr Körper etwas nicht verträgt. Damit sind Unverträglichkeiten gemeint. Ihr Körper wird Sie ziemlich schnell wissen lassen, ob er mit der Dosierung einverstanden ist oder nicht. Hören Sie deshalb auf Ihren Körper! Wenn

Sie das Gefühl haben, dass Sie die aufgenommene Menge nicht vertragen, reduzieren Sie diese. Wenn Nebenwirkungen wie Schwindel oder Übelkeit auftreten, sollten Sie die Einnahme stoppen. Das ist zwar eher unwahrscheinlich, Sie sollten sich möglicher Nebenwirkungen aber bewusst sein.

Bei Vegetariern und Veganern ist die Bor-Aufnahme in der Regel höher, da ihre Ernährung mehr pflanzliche Lebensmittel enthält, die reich an Bor sind. Lebensmittel wie Obst (insbesondere Beeren), Gemüse, Nüsse, Samen und Hülsenfrüchte haben im Vergleich zu tierischen Produkten einen höheren Bor-Gehalt. Durch den Verzicht auf Fleisch und oft auch auf Milchprodukte konsumieren Vegetarier und Veganer somit automatisch größere Mengen dieser borreichen Lebensmittel. Deshalb ist es ratsam, vor der Einnahme von Borax in Form von Nahrungsergänzungsmitteln den Lebensmittelkonsum zu protokollieren sowie die täglich aufgenommene Bor-Menge zu ermitteln.

Dosierung bei Borax in Pulverform

Da Borax als Nahrungsergänzungsmittel in Kapselform frei verkäuflich ist, müssen Sie nicht mehr auf Pulver ausweichen. Dennoch gibt es Menschen, die Medikamente in Pulverform vorziehen, weil sie Schwierigkeiten mit dem Schlucken von Tabletten haben oder lieber Heilmittel in flüssiger Form zu sich nehmen. Außerdem können Sie Borax in Pulverform vielseitig im Haushalt anwenden und damit Putzmittel, Seifen, Haar-Shampoos und vieles mehr selbst herstellen (dazu mehr in den nächsten Kapiteln). Allerdings ist Borax-Pulver nicht so leicht zu dosieren und Sie müssen es mit Wasser mischen. Das Mischen funktioniert aber relativ einfach.

Sie benötigen:

- ➢ 1 leere Flasche (1 Liter)
- ➢ Leitungswasser
- ➢ 1 TL Borax-Pulver

Kochen Sie einen Liter Leitungswasser in einem Topf ab und lassen Sie es darin abkühlen. Füllen Sie die leere Flasche mit dem abgekochten Wasser. Im nächsten Schritt geben Sie einen Teelöffel (Löffel aus Holz oder Kunststoff) Borax-Pulver in die Flasche mit Wasser. Nutzen Sie dazu am besten einen kleinen Trichter. Verschließen Sie die Flasche und schütteln Sie diese kräftig durch. Lassen Sie sie ein bis 2 Tage stehen, damit sich Borax und Wasser gut vermischen.

Vor jeder Einnahme sollten Sie die Wasserflasche erneut durchschütteln, damit sich Ablagerungen am Boden wieder gut durchmischen. Die Tagesdosis entspricht einem Esslöffel der Lösung. Umgerechnet sind das rund 3 Milligramm Bor sowie rund 25 bis 30 Milligramm Borax.

Kippen Sie den Esslöffel der Borax-Flüssigkeit in ein leeres Glas und füllen Sie es mit Wasser auf. Mischen Sie auch hier mit dem Löffel nochmals durch (keinen Metalllöffel).

Sie sollten das Wasserglas über den Tag verteilt trinken. Nur so kann der Körper Bor adäquat aufnehmen. Sie können die Lösung auch mit Getränken oder Speisen vermischen, denn Sie müssen das Gemisch nicht pur trinken.

> ➤ Bei einer Knochenerkrankung empfehlen Experten für ein bis 2 Wochen die doppelte Menge der Borax-Mischung, also 2 Esslöffel pro Tag. Danach sollten Sie wieder auf die normale Dosis umsteigen.
> ➤ Befinden Sie sich in den Wechseljahren oder wollen Sie die Produktion Ihrer Sexualhormone verbessern, können Sie die Einnahme auch für mehrere Monate erhöhen. Wichtig ist nur, dass Sie nicht dauerhaft eine hohe Dosis zu sich nehmen.
> ➤ Borax schmeckt in höheren Konzentrationen seifig. Sie können dies mit Zitronensaft überdecken.

Wer sollte Borax nicht einnehmen?

Neben Kindern und Schwangeren sollten Personen, die eine Nierenerkrankung haben oder bei denen die Nieren in irgendeiner Weise eingeschränkt funktionieren, auf eine Borax-Einnahme verzichten. Liegt ein solcher Fall vor, können Sie den Körper jedoch über die pflanzliche Nahrung mit mehr Borax versorgen. Dazu erfahren Sie gleich mehr.

Handhabung – beachten Sie Folgendes:

> ➤ Lagern Sie Borax außerhalb der Reichweite von Kindern.
> ➤ Vermeiden Sie direkten Kontakt mit den Atemwegen und den Augen, weil Borax die Schleimhäute reizen kann.

Nebenwirkungen von Borax

Jeder weiß, dass Heilmittel und Medikamente auch Nebenwirkungen haben können. Zum Teil können diese sogar gefährlich oder lebensbedrohlich sein. Viele pharmazeutische Medikamente dienen zudem der Symptombehandlung und zielen nicht oder lediglich indirekt auf eine Heilung ab. Borax ist als Naturmedikament anders und lässt sich gezielt für die Heilung und Besserung der Beschwerden einsetzen. Diese tritt unterschiedlich schnell ein. Bevor das passiert, kommt es aber oft zu einer Reaktion des Körpers auf die Einnahme, auch Herxheimer-Reaktion genannt. Diese vorübergehende Verschlechterung des Zustands wird vom Immunsystem ausgelöst, das auf die Behandlung zunächst negativ reagiert. Bei langjährigen Erkrankungen kann es zu Beginn der Borax-Heilung zu Krämpfen, Schmerzen oder Taubheitsgefühlen kommen. Der Körper scheidet große Mengen an abgelagertem Fluorid, Calcium sowie anderen Giften über die Nieren aus.

Ansonsten kommt es bei einer normalen Dosierung zu keinen Nebenwirkungen. Im Einzelfall können Kopfschmerzen, Müdigkeit, Hautprobleme oder Durchfall auftreten. Diese Symptome zeigen sich allerdings erst, wenn Sie Borax täglich und über mehrere Monate einnehmen oder auf eine etwas höhere Dosis umsteigen.

Erst wenn Sie Borax extrem hoch dosieren (weit über die empfohlene Höchstdosis), kann das in einigen Fällen schwerwiegendere Folgen haben und das Herz-Kreislauf-System belasten. Womöglich treten auch Beschwerden im Magen-Darm-Trakt, den Nieren und im zentralen Nervensystem auf. In seltenen Fällen kommt es bei extrem hoher Dosierung auch zu Hauterkrankungen, Verwirrtheit, Haarausfall, entzündlichen Reaktionen, Ödemen oder Dermatitis.

Somit ist Borax nicht gefährlicher als andere Naturheilmittel. Sie können Borax deshalb unbedenklich anwenden, um Ihren Körper zu unterstützen und einem Borax-Mangel entgegenzuwirken.

Tipps zur praktischen Anwendung von Borax

Für die meisten Nutzer beschränkt sich die Anwendung lediglich auf die Einnahme und Dosierung. Doch gibt es noch weitere Punkte, die Sie beachten sollten.

Zur Vorbereitung gehört, sich gründlich über das Thema zu informieren, um zu verstehen, was Borax ist, wie es wirkt und was Sie beachten müssen. Der nächste Schritt besteht darin, Ihren Zustand zu analysieren und zu bewerten. Beobachten Sie, wie Sie sich im Moment fühlen und welche Erwartungen Sie haben. Was möchten Sie mit der Borax-Therapie erreichen? Diese erste Analyse und Reflexion ist wichtig, damit Sie Ihre Erfolge überprüfen und in einem Tagebuch festhalten können. Dies ist besonders bei schweren oder chronischen Erkrankungen sinnvoll. Im letzten Schritt der Vorbereitung besorgen Sie sich Borax-Pulver oder Borax-Tabletten. Wenn Sie Borax-Pulver kaufen, müssen Sie es je nach Art der Behandlung noch entsprechend mischen.

Auch bei der Anwendung sollten Sie nicht voreilig handeln. Hier sind einige Dinge zu beachten. Der wohl wichtigste Punkt ist, dass Sie langsam und kontinuierlich auf eine Zieldosis hinarbeiten und mit einer geringen Dosis beginnen. Ihr Körper sollte ausreichend Zeit haben, sich an den neuen Stoff zu gewöhnen. Erst allmählich können Sie die Dosis schrittweise erhöhen. Ideal ist es, die erste Woche mit einer geringen Dosierung zu beginnen.

Die Beobachtung der Wirkung ist hier sehr wichtig. Das dürfen Sie nicht versäumen. Achten Sie auf Veränderungen in und an Ihrem Körper, sowohl negative als auch positive. Wenn Sie diesen Schritt auslassen und sich sagen „Das wird schon gehen!", werden Sie möglicherweise Erfolge übersehen und andererseits negative Reaktionen nicht ernst nehmen.

Kapitel 3
Borax und die Gesundheit

In der Naturheilkunde, Homöopathie und Schulmedizin wird Borax in Form von Globuli, Tabletten und Tropfen eingesetzt. Das Naturmittel lässt sich vielseitig verwenden. Neben der Behandlung von verschiedenen Erkrankungen (dazu mehr in den Folgekapiteln) können Sie Borax nutzen, wenn Sie an Akne, Schleimhautentzündungen, Pilzinfektionen, Bläschenausschlag, Herpes und Harnwegsentzündungen leiden. Auch für die Wundheilung sowie bei unkontrolliertem Zittern eignet es sich. In der Homöopathie kommt Borax zudem bei Kindern und Erwachsenen für die Behandlung von Leitsymptomen zum Einsatz. Dabei handelt es sich um Symptome wie Empfindlichkeit gegenüber Lärm, Angstzustände oder Schreckhaftigkeit bei Geräuschen. Einige der genannten Beschwerden treten übrigens aufgrund eines Borax-Mangels auf.

Bevor Sie sich deshalb eingehender mit den Anwendungsgebieten von Borax befassen, sollten Sie wissen, wie Sie einen Borax-Mangel erkennen und welche Symptome bei einem solchen Mangel auftreten können.

Borax-Mangel erkennen

Es gibt einige Symptome und Anhaltspunkte, die auf einen Borax-Mangel hindeuten können. Ein Jucken der Haut und Schuppenbildung sind mögliche Symptome. Darüber hinaus heilen Wunden und Verletzungen nur sehr schlecht. Ein weiteres Indiz für einen Borax-Mangel kann ein schlechtes Wachstum der Haare sein. Die Haare brechen womöglich ab oder verfilzen. Bildet sich auf Ihrer Zunge ein weißer Belag oder leiden Sie in der Mundhöhle unter schmerzhaften Geschwüren, kann ebenfalls ein Borax-Mangel vorliegen. Bei Frauen kann ein weißer Belag in der Vagina bzw. zäher, weißer Ausfluss ein Indiz sein.

Ebenfalls kann Borax-Mangel zu Schmerzen beim Urinieren oder Stuhlgang führen. Einige Menschen leiden unter Bauchkrämpfen, Übelkeit und Schwächegefühl. Auch psychische Symptome wie übermäßige Gereiztheit, Schreckhaftigkeit und Ängstlichkeit können auftreten. Bei Kindern kann in diesem Zusammenhang auch ein Zittern des Körpers, vor allem an Beinen und Armen, zu beobachten sein.

Borax sorgt auch für eine gesunde Bindehaut der Augen. Haben Sie einen Mangel, kann ein Jucken der Augen oder eine Entzündung ein Hinweis darauf sein. Bei einigen Menschen schwillt das Gesicht an und wird um Lippen und Nase herum pickelig. Auch Nasenbluten ist ein mögliches Anzeichen für einen Mangel.

In der Homöopathie wird Borax in Form von Globuli verschrieben, um einen Mangel auszugleichen. Es ist gut verträglich und ruft keine Nebenwirkungen hervor. Deshalb können auch schwangere und stillende Frauen sowie Kinder Globuli in geringen Potenzen einnehmen. Sprechen Sie aber im Vorfeld mit Ihrem Arzt darüber und lassen Sie sich fachkundig beraten. Grundsätzlich sollten Sie 15 Minuten vor und nach der Borax-Globuli Einnahme auf Essen, Trinken, Alkohol und Rauchen verzichten, damit sich die Mundschleimhäute beruhigen. Nehmen Sie Globuli in Form von Tropfen stets mit einem Plastik- oder Holzlöffel ein.

Die Folgen eines Borax-Mangels

Nun kennen Sie die Symptome, die bei einem Borax-Mangel auftreten können. Was aber sind die Folgen, wenn der Mangel für längere Zeit unentdeckt bleibt? Borax ist ein wichtiges Mineral, das eine große Rolle für die Gesunderhaltung des menschlichen Körpers spielt. Forscher fanden heraus, dass ein Borax-Mangel langfristig zu Arthritis führen kann. Menschen, die in europäischen Ländern leben und über die tägliche Ernährung nur ein bis 2 Milligramm Borax aufnehmen, leiden häufiger an Arthritis als Menschen in Ländern und Regionen mit stark boraxhaltigen Böden und einer täglichen Dosis von 5 bis 10 Milligramm (über die Ernährung).

Sind Sie Hochleistungssportler oder treiben viel Sport? Dann leiden Sie höchstwahrscheinlich unter Bor- bzw. Borax-Mangel. Selbst wenn Sie sich ausgewogen ernähren, hat der Körper einen erheblich größeren Bedarf an Mineralien, besonders Calcium. Das zusätzliche Zuführen von Bor sorgt für eine bessere Abdeckung des Mineralstoffbedarfs und steigert Ihre Leistungsfähigkeit. Zudem fördern Sie mit der Borax-Aufnahme den Knochenstoffwechsel und verhindern dadurch einen vorzeitigen Verschleiß der Knochen und Gelenke.

Frauen verlieren nach der Menopause viele essenzielle Nährstoffe, die für die Knochengesundheit wichtig sind. Auch sinkt der Hormonspiegel und es wird weniger Östrogen produziert. Der Nährstoffmangel lässt sich durch Borax verringern. Untersuchungen haben gezeigt, dass die Einnahme des Minerals die Ausleitung der Nährstoffe über den Urin zum großen Teil verhindert. Studien belegen, dass Frauen durch die Borax-Einnahme 33 Prozent weniger Magnesium, 40 Prozent weniger Kalium und Phosphor ausscheiden. Auch der sinkende Hormonspiegel in und nach der Menopause lässt sich mithilfe von Borax ausgleichen.

Welche Vorteile hat Borax für den Körper?

Bor im Allgemeinen beziehungsweise Borax wird im Körper rasch zu Borsäure. Folglich ist es egal, in welcher Form Sie Bor zu sich nehmen, ob als Borax oder Borsäure oder über eine andere natürliche, organische Borverbindung – sie alle haben dieselben positiven Eigenschaften und sind im Grunde auch dasselbe.

Bor wird vom Körper nur in den Mengen gespeichert, die für Knochen, Zähne und Gehirn benötigt werden. Der Rest wird über die Nieren wieder ausgeschieden. Ob Bor bzw. Borax ein essenzielles Spurenelement ist, ist noch nicht eindeutig geklärt. Zahlreiche Studien der letzten Jahre deuten aber darauf hin. Fest steht, dass Bor-Verbindungen die Hirnaktivität steigern (Förderung kognitiver Fähigkeiten, bessere Merkfähigkeit, Koordination) und den Knochenstoffwechsel (Knochenstabilität) positiv beeinflussen. Unter anderem ist Bor an der Regulation des Vitamin-D-Stoffwechsels beteiligt und beugt einem Vitamin-D-Mangel vor. Dieser führt im Erwachsenenalter zu einer Knochenerweichung. Bor sorgt also für stabile Knochen. Die positiven Effekte von Vitamin D auf den Körper lassen sich durch die Einnahme von Bor verstärken.

Einige Studien legen nahe, dass Bor antikarzinogene Eigenschaften haben könnte und möglicherweise das Risiko für bestimmte Krebsarten wie Prostatakrebs verringert. Außerdem wirkt Bor entzündungshemmend. Tierversuche haben gezeigt, dass Borax auch einen positiven Einfluss auf die Gewichtskontrolle und die Entgiftung nehmen kann.

Überdies erhöht es den Testosteronspiegel bei Männern sowie den Östrogenspiegel bei Frauen und verbessert die Magnesium- und Calciumaufnahme.

Borax in der Hausapotheke

Bevor wir uns in diesem Buch mit der medizinischen Anwendung von Borax beschäftigen, erfahren Sie nun, welche Beschwerden und Symptome Sie ohne ärztlichen Rat und medizinische Aufsicht behandeln können.

Von Verdauungsbeschwerden bis zum Kater am Morgen danach – Borax können Sie in der Familien-Hausapotheke vielseitig anwenden. Wenn nicht anders angegeben, gelten die im Buch beschriebenen Dosierungsempfehlungen.

> Verdauungsprobleme: Borax bringt die Verdauung erneut ins Gleichgewicht. Des Weiteren wirkt es vorbeugend bei Sodbrennen und lindert Magenschmerzen. Sie sollten Borax für die Behandlung des Verdauungssystems morgens einnehmen.

> Herz-Kreislauf-System: Ist das Herz-Kreislauf-System gestört und fühlen Sie sich energielos, hat das negative Auswirkungen auf das Immunsystem und die kognitiven Fähigkeiten. Herz-Kreislauf-Probleme können auch zu ernsthaften Krankheiten führen und den Blutfluss stören. Die Einnahme von Borax kann in diesem Fall über den Tag verteilt erfolgen.

> Blähungen: Diese sind im Alltag wirklich lästig. Mit Borax regulieren Sie den pH-Wert im Körper und verhindern die Gasbildung im Darm. Nehmen Sie Borax zusammen mit etwas Wasser kurz vor oder nach dem Essen ein.

> Gesunde Nieren: Nieren sind für den menschlichen Körper von großer Bedeutung. Ist die Nierenfunktion gestört, können Gifte nicht mehr richtig ausgeschieden werden. Das kann Krankheiten fördern und zudem die Hormonproduktion stören. Um dem vorzubeugen, können Sie Borax zusammen mit etwas

Wasser einnehmen. Der Zeitpunkt der Einnahme spielt keine Rolle.

> Energiebooster: Wenn Sie gestresst sind oder viel Sport treiben und Ihre Muskeln überstrapazieren, baut sich Milchsäure in den Muskeln auf. Dies führt in der Folge zu Erschöpfung und Muskelkater. Vermischen Sie Borax mit Wasser, einem Teelöffel Meersalz, 2 Esslöffeln Honig sowie einem Esslöffel Zitronensaft und trinken Sie diese Mischung. Haben Sie Borax-Kapseln zu Hause, nehmen Sie die Tablette zusammen mit dem Gemisch ein. Der Energiebooster verleiht Ihnen neue Kraft und bringt den Körper erneut auf Hochtouren.

> Erkältung und Grippe: Bei einer nervigen Grippe oder Erkältung kann Ihnen Borax helfen, das Immunsystem zu stärken. Gleichzeitig liefert es Ihnen Energie. Hier sollten Sie über den Tag verteilt Borax mit etwas Wasser zu sich nehmen und die normale Dosis leicht erhöhen. Ideal ist es, wenn Sie Borax nach dem Essen einnehmen.

> Infektionen: Borax hat antiseptische Wirkungen und tötet Viren und Bakterien ab. Deshalb hilft es auch bei Infektionen. Besonders wirksam hat sich Borax bei Harnwegsinfektionen gezeigt, weil das Mineral die Säure im Urin reduziert. Haben Sie Borax in Pulverform zu Hause, mischen Sie es mit etwas Kräutertee.

> Magenprobleme und Kater: Haben Sie am Abend zuvor etwas zu viel getrunken und sind verkatert, hilft

Borax. Geben Sie dafür eine kleine Prise Salz in ein Glas Wasser, vermischen es gründlich und trinken es anschließend zusammen mit dem Borax (Pulver oder Tablette).

Borax-Therapie bei Krebs

In der Krebstherapie wird Borax schon länger als Medikament eingesetzt. Borax hat auch vorbeugende Eigenschaften und kann das Krebsrisiko senken. Dazu gibt es bereits einige Studien. Besonders effektiv scheint das Mineral bei Prostata- und Gebärmutterhalskrebs zu wirken.

Prostatakrebs entsteht in vielen Fällen aufgrund falscher Ernährung sowie einer zu hohen Zufuhr an Kalorien und Zucker. Insbesondere Lebensmittel mit gesättigten Fettsäuren sind krebserregend. In diesem Zusammenhang wurde die Aufnahme von Borax untersucht. An der Studie haben 500 Männer teilgenommen. Darunter befanden sich 95 Personen, die an einem Prostatakarzinom erkrankt waren. Sowohl bei den gesunden als auch den erkrankten Männern wurde der Bor-Gehalt in ihrer Ernährung ausgewertet. Das Ergebnis: Bei Männern, die viel Bor über die Nahrung aufnahmen, schien das Halbmetall vor Prostatakrebs zu schützen. Es gibt auch eine andere, ähnliche (mehrjährige) Studie, an der 800 Männer teilnahmen. Jene Männer, die täglich 1,8 mg Bor pro Tag zu sich nahmen, blieben bis zum Ende der Studie gesund.

Noch sind diese beiden Studien nicht ausreichend, um eine klare Empfehlung abzuleiten. Doch scheint Bor positive, präventive Eigenschaften in Verbindung mit Krebs zu haben.

Gebärmutterhalskrebs ist weltweit die zweithäufigste Krebserkrankung bei Frauen. In der Türkei ist die Krebsrate deutlich niedriger als in Europa. Dies könnte daran liegen, dass in der Türkei die Böden besonders borhaltig sind. Bor scheint bestimmte Stoffe im Körper zu hemmen, die den IGF-Spiegel (Insulin-like Growth Factor) niedrig halten, auch scheint es das Krebswachstum einzuschränken und die Apoptose der entarteten Zellen zu fördern (Selbstmord der gefährlichen Zellen). Ausgelöst wird Gebärmutterhalskrebs unter anderem von HPV-Viren (die beim Geschlechtsverkehr übertragen werden). Studien zeigen, dass Bor deren Vermehrungszyklus stoppen kann und somit eine ungehemmte Zellteilung und ein Tumorwachstum verhindert. Borax und Borsäure sind folglich gute Hemmstoffe für Prostata- und Gebärmutterhalskrebs.

Frauen in den Wechseljahren erhalten oft eine Hormonersatztherapie (HRT) gegen ihre Beschwerden. Bekannt ist, dass eine solche Hormonersatztherapie auch einen gewissen Schutz vor Lungenkrebs bietet. Bor könnte hier ähnliche Effekte bewirken. Eine mehrjährige Studie untersuchte die Bor-Aufnahme in Zusammenhang mit der HRT. So stellte sich heraus, dass Bor das Lungenkrebsrisiko um ein Vielfaches verringert. Bei geringer Bor-Aufnahme und ohne HRT ist das Risiko für Lungenkrebs hingegen erhöht.

Eine In-vitro-Studie zeigt, dass Borax auch die Nebenwirkungen einer Chemotherapie reduzieren kann. Denn bei dieser werden Zytotoxine – also Zellgifte – eingesetzt, die alle Krebszellen angreifen. Das Problem ist, dass diese Zellgifte nicht kontrolliert eingesetzt werden können und deshalb auch sämtliche gesunden Zellen attackieren. Zwar teilen sich Krebszellen besonders schnell, sodass die Zellgifte zuerst diese Zellen angreifen. Doch wie die Praxis zeigt, greifen die Zellgifte auch andere sich schnell teilende

Zellen an, die sich unter anderem im Knochenmark befinden. Dadurch werden auch weniger Blutzellen gebildet, was wiederum das Immunsystem schwächt. Doch Borax ist in der Lage, die schädliche Wirkung speziell auf die Zellen des Immunsystems zu reduzieren. Außerdem schützt es die Knochengesundheit und sorgt dafür, dass der gesunde Teil des Körpers stark bleibt.

Borax-Therapie bei chronischen Entzündungen

Chronische Entzündungen sind eine Volkskrankheit. Meistens werden sie durch eine Verletzung oder Infektionen sowie durch eine Autoimmunerkrankung ausgelöst. Zu den Erkrankungen zählen Rheuma, Schuppenflechte, Adipositas, Diabetes und Morbus Crohn (Magen-Darm-Entzündung). Eigentlich ist eine Entzündung etwas Positives, die notwendig für die Heilung ist. Wenn die Körperabwehr allerdings gestört ist, kommt es zu einer chronischen Aktivierung der Immunzellen und damit zur chronischen Entzündung. Die Zellen gehen dann stets in das betroffene Gewebe hinein und zerstören es. Eine solche Entzündung kann auch Organe wie das Herz, die Lunge, Nieren oder Gelenke schädigen oder zu Allergien führen. Die Liste der chronischen Entzündungen ist lang und die Krankheiten, die sie auslösen, noch länger.

Um den Entzündungsprozess messbar zu machen, gibt es den sogenannten CRP-Wert. Dieser Bluttest wird dafür genutzt, um ein Brustkrebsrisiko, Diabetes, Fettleber, Depressionen, koronare Herzerkrankungen, Schlaganfälle, Rheuma, Arthrose, Prostata- und Lungenkrebs sowie mehr zu bestimmen. Die Therapie der chronischen Entzündungen geht also damit einher, den CRP-Wert zu senken sowie Entzündungen zu hemmen. Und hier kommt Borax ins Spiel. Denn im Jahr 2011 fand eine Studie statt, die zeigte, dass Bor beziehungsweise Borax den CRP-Wert um bis zu 50 Prozent senken kann. In der Studie erhielten die Probanden eine tägliche Dosis von 10 Milligramm. Supplemente mit Borax können somit die Therapie unterstützen und die Entzündung verringern.

Verbesserte Aufnahme von Vitamin D durch Borax

In Deutschland und vielen anderen europäischen Ländern leidet ein großer Teil der Bevölkerung an Vitamin-D-Mangel. Dieses Vitamin wird im Körper durch Sonnenlicht gebildet. Doch in der kalten und dunklen Jahreszeit, in der zudem nur selten die Sonne scheint, genügt das Sonnenlicht für den Körper nicht, um ausreichend Vitamin D zu produzieren. Somit ist ein Mangel vorprogrammiert. Was viele nicht wissen, ist, dass dieses Vitamin wichtig für Knochen und Immunsystem ist. Zudem profitieren viele weitere Körperfunktionen von Vitamin D. Deshalb ist es wichtig, einem Mangel vorzubeugen.

Damit Vitamin D gut wirkt, braucht der Körper jedoch Magnesium. Und auch Borax scheint sich positiv auf den Vitamin-D-Spiegel auszuwirken. Studien zufolge kann Borax den Vitamin-D-Spiegel sogar erhöhen und ein Enzym im Körper hemmen, das für den Abbau des Vitamins verantwortlich ist. Eine klinische Studie hat in diesem Zusammenhang gezeigt, dass eine tägliche Dosis von 3 Milligramm über 2 Monate genügt, um den Vitamin-D-Spiegel um bis zu 40 Prozent zu erhöhen.

Neurodermitis und Schuppenflechte mit Borax behandeln

Millionen von Menschen leiden an Schuppenflechte und Neurodermitis. Beides sind Hautkrankheiten, die zu Ausschlag sowie großem Juckreiz führen. Sie zu heilen, ist schwierig bis unmöglich. Patienten müssen mit diesen Erkrankungen langfristig zurechtkommen. Die Betroffenen leiden extrem darunter und probieren vieles aus.

Ein amerikanisches Pharmaunternehmen hat 2016 eine Borhaltige Salbe zur Behandlung dieser Krankheiten auf den Markt gebracht. Der Wirkstoff heißt Crisaborol. Forscher haben festgestellt, dass dieser Wirkstoff entzündungshemmend wirkt und die typischen Symptome und Hautveränderungen abheilen lässt. Für Kinder ist diese Salbe eine gute Alternative zu kortisonhaltigen Cremes.

Die Wirksamkeit der Salbe wurde in Studien analysiert und die Bor-Salbe über einen Zeitraum von 4 Wochen hinweg zweimal am Tag an Patienten angewendet. Bei einem Drittel der Studienteilnehmer heilte die Neurodermitis ab, bei vielen bereits nach rund einer Woche. Auch bei Patienten mit Schuppenflechte ließen sich gute Heilungsergebnisse erzielen: Rund 60 Prozent der Teilnehmer verspürten schnell eine Verbesserung, nach 8 Wochen waren 71 Prozent der Patienten geheilt. Nebenwirkungen traten nur in geringer Form auf und äußerten sich in leichten Schmerzen und Brennen im Bereich der betroffenen Hautstellen.

Patienten, die über viele Jahre Kortison- und Salzwasser-Therapien hinter sich haben, bemerkten mit Borax innerhalb kürzester Zeit immense Verbesserungen. Gerade bei

Schuppenflechte, die eine enorme psychische Belastung ist, kann Borax für Erlösung sorgen. Die Salbe ist in Deutschland unter dem Namen Staquis erhältlich.

Auch andere entzündliche und chronische Hautkrankheiten lassen sich mit Borax behandeln und sogar heilen. Patienten, die jahrelang an schmerzhafter Fibromyalgie und Rosazea litten, konnten mit einer Borax-Therapie und Meersalz nach 2 Wochen die Symptome verbessern. Auch ihr Energielevel steigerte sich kontinuierlich.

Borax hilft zudem dabei, im Körper angesammelte Fluoride, Gifte und Schwermetalle auszuschwemmen. Ebenso werden durch Fluorid verursachte Leiden und Hautkrankheiten vermindert und verbessert.

Therapie mit Borax: Gehirngesundheit und Alzheimer

Bor beeinflusst den Hirnstoffwechsel und das Zentralnervensystem. Es kann die kognitiven Fähigkeiten und das Reaktionsvermögen optimieren. Studien deuten darauf hin, dass Bor die Hirnaktivität positiv beeinflussen kann. Womöglich kann es auch helfen, Alzheimer vorzubeugen oder den Verlauf der Krankheit zu verzögern. Alzheimer ist eine komplexe degenerative Gehirnerkrankung, bei der es zu Eiweißablagerungen im Gehirn kommt, die die Nervenzellen schädigen. Es gibt Hinweise darauf, dass Aluminium eine Rolle bei der Entstehung von Alzheimer spielen könnte. Bor kann entzündungshemmende Eigenschaften haben und möglicherweise die Entgiftung des Körpers unterstützen.

Mehrere Studien zeigen, dass Bor generell einen positiven Einfluss auf die Funktionen des Gehirns ausübt. Ein

Bor-Mangel hingegen beeinträchtigt die Gehirnleistung negativ und vermindert zudem das Denkvermögen sowie die Reaktionsfähigkeit. Bor wirkt hier auf die elektrisch arbeitenden Nervenzellen (Hirnströme) ein, vor allem auf jene, die schwache Ströme produzieren. Diese Hirnströme werden in verschiedene Typen unterteilt und unterscheiden sich deutlich in ihrer Frequenz. Sind die Wellen von niedriger Frequenz, findet eine geringe geistige Aktivität statt. Frequenzen dieser Art tauchen vor allem in traumlosen Tiefschlafphasen oder bei neugeborenen Säuglingen auf. Hochfrequente Hirnströme werden bei starker Konzentration, Lernprozessen oder beim Meditieren benötigt. Studien haben gezeigt, dass die Aufnahme von Bor die Frequenz der Hirnströme positiv beeinflussen kann. Liegt ein Bor-Mangel vor, passiert das Gegenteil: Die Hirnströme nehmen ab – und das sogar schon nach sehr kurzer Zeit.

Bor-Mangel verschlechtert bei Menschen die Fitness im Kopf. Darunter leiden das Kurzzeitgedächtnis sowie die motorischen Fähigkeiten. Die Aufmerksamkeit lässt nach. Versorgen Sie sich mit ausreichend Bor, steigert sich die Aktivität im hochfrequenten Bereich und das fördert wiederum ein gesundes Gehirn.

Bor und die Zirbeldrüse

Die Zirbeldrüse – auch Epiphyse oder umgangssprachlich „drittes Auge" genannt – sitzt in der Mitte des menschlichen Gehirns. Sie sieht aus wie ein Pinienzapfen und ist eine winzig kleine endokrine Drüse, die etwa 5 bis 8 Millimeter lang und bis zu 5 Millimeter breit ist und sich auf der Rückseite des Mittelhirns befindet. Hauptsächlich besteht sie aus Nervenzellen, die Melatonin produzieren. Dieses Neurohormon sorgt für einen gesunden Schlaf und wird bei Dunkelheit gebildet. Somit ist die Zirbeldrüse der Kapitän des gesunden Schlafrhythmus sowie der Produktion von Melatonin. Nur durch Melatonin kann der Mensch die verschiedenen Schlafphasen wie Tiefschlaf durchlaufen. Melatonin regt zudem die Zellen im Gehirn dazu an, Wachstumshormone zu produzieren. Doch ein Lichteinfall auf die Augen genügt, um die Melatoninproduktion zu stoppen.

Der damit zusammenhängende Schlaf-Wach-Rhythmus ist ebenfalls wichtig, weil er dafür sorgt, dass verschiedene Organfunktionen korrekt stattfinden. So nimmt die Zirbeldrüse indirekt Einfluss auf die Nierenfunktion, die Herzfrequenz, den Blutdruck und die Körpertemperatur. Bei einer gestörten Melatoninproduktion kann es bei Jugendlichen im Verlauf der Pubertät zu Störungen wie einer sexuellen Frühreife oder Verzögerung der sexuellen Reife kommen. Das von der Zirbeldrüse produzierte Melatonin hilft außerdem bei der Ausschüttung von Sexualhormonen wie dem bei Frauen vorkommenden FSH (follikelstimulierendes Hormon) und dem bei Männern vorkommenden LH (luteinisierendes Hormon). Bei Männern regt Melatonin überdies die Spermienproduktion an. Ebenfalls hilft die Zirbeldrüse bei der Richtungsorientierung und der Anpassung an Zeitzonen.

Sie sehen also: Von der Zirbeldrüse hängen viele Funktionen im Körper ab. Viele dieser Abhängigkeiten werden aber oft separat davon betrachtet, auch was die Heilung mit Borax betrifft. Jedoch scheint es so zu sein, dass der Effekt von Bor auf die Zirbeldrüse viele wichtige Mechanismen auslöst, die im Umkehrschluss eine Heilwirkung in mehreren Bereichen hat. Somit scheint Bor die Zirbeldrüse in Bereichen wie Fruchtbarkeit, Schlaf und Träumen sowie Organfunktionen zu unterstützen. Bor verbessert die Gesundheit der Zirbeldrüse und stellt sie wieder her. Besonders wichtig ist das mit zunehmendem Alter, denn dann arbeitet die Zirbeldrüse generell schlechter. Der Grund für die verschlechterte Funktion besteht darin, dass die Zirbeldrüse mit der Zeit verkalkt.

Das ist ein normaler Alterungsprozess. Hierbei lagern sich Kalkkonkremente (Calciumverbindungen) sowie Fluoride in der Zirbeldrüse ab. Fluorid hat sogar einen verstärkenden Effekt auf die Verkalkung. (Fluoride kommen oft vermehrt im Leitungswasser vor, in Deutschland und der Europäischen Union sind sie aber nicht üblich, sondern eher in den USA.) Mediziner bezeichnen diese auch als Hirnsand. Die Auswirkungen von Fluoriden alleine sind gering, jedoch definitiv messbar. Sie beeinflussen die Intelligenz negativ. Wenn sie sich allerdings zusammen mit Calcium in der Zirbeldrüse einlagern, sind die Folgen stark erkennbar. Dann kommt es nicht nur zu einer Verminderung der geistigen Fähigkeiten, sondern auch zu Schlafproblemen, Migräne und mehr.

Borax kann dem entgegenwirken, weil es mit den Fluoriden reagiert und diese dann mit dem Urin ausgeschieden werden können. Auch Calcium kann Bor aus der Zirbeldrüse entfernen. Der Grund, dass sich dieses dort überhaupt anlagert, ist wahrscheinlich eine Überfunktion der Nebenschilddrüse. Sie ist für den Calcium-Spiegel im Blut verantwortlich. Ein Zuviel an Calcium lässt sich durch die Nieren nicht mehr ausreichend absorbieren, deshalb wird es in Geweben und dem Gehirn abgelagert.

2011 fand in China eine Studie zu Bor mit Menschen statt, die unter einer Skelettfluorose litten. Eine Erkrankung, die aufgrund von zu viel Fluoriden zu Verkalkungen in der Zirbeldrüse führt. Die Versuchsreihe ging über 3,5 Monate, am Ende der Studie konnten zwischen 50 und 80 Prozent der Probanden eine deutliche Verbesserung verzeichnen.

Wo kommen Fluoride vor? In einigen Teilen der Welt sind sie im Trinkwasser enthalten. Auch Speisesalz kann Fluoride aufweisen, deshalb sollten Sie speziell diese meiden. Fluoridierte Zahncreme hingegen ist harmlos. Denn Sie spucken die Zahncreme wieder aus.

Grundsätzlich sollte die Behandlung mit Bor zur Beseitigung von Hirnsand und speziell Fluoriden nur in geringer Dosis erfolgen, da sonst im Körper giftige Abfallprodukte entstehen können.

Wie Borax zur Beseitigung von Hirnsand genau funktioniert, ist noch unklar. Denn Bor hat gleichzeitig einen Calcium aufbauenden Effekt auf die Knochen. Bislang gibt es nur Vermutungen, dass die Prozesse zu Fluoriden und Calcium in Zirbeldrüse und Knochen sowie Zähnen anders ablaufen und nichts miteinander zu tun haben. Außerdem vermuten Forscher, dass der Abbau von Fluoriden gleichzeitig die Calciumkomplexe in der Zirbeldrüse schwächt, die sich dann ebenfalls lösen, sodass die Zirbeldrüse dadurch entkalkt wird.

Noch sind keine eindeutigen Rückschlüsse zu den Wirkungen von Bor auf die Zirbeldrüse möglich, hier muss noch mehr Forschung erfolgen. Dennoch deutet alles darauf hin, dass Borax die Drüse wieder gesünder macht und ihre Leistungsfähigkeit erhöht. Sie kann dann wieder ausreichend Melatonin produzieren, was wiederum einen direkten Einfluss auf das Sexualhormon sowie die Spermien-Produktion und Eizellen ausübt.

Negative Auswirkungen auf die Fruchtbarkeit in Zusammenhang mit Bor sowie die Wirkung auf die Zirbeldrüse: Die gesamten Verbote zu Borax und Bor-Verbindungen beruhen auf Ergebnissen von Studien, bei denen die Auswirkung von Bor auf die Fruchtbarkeit untersucht wurde. Eine ältere EG-Richtlinie hatte daraufhin sämtliche Produkte mit einem Bor-Gehalt von über einem Prozent als fruchtbarkeitsschädigend eingestuft. Die Studien, die eine Schädigung nachwiesen, beruhen dabei auf Ergebnissen von Versuchen an Mäusen, Hunden und Ratten. Ihnen wurden jedoch sehr hohe Dosen an Bor verabreicht. Zum Teil waren diese Dosen so hoch, dass bereits eine akute Giftwirkung eintrat. Dies führte dazu, dass männliche Tiere eine verringerte Fruchtbarkeit hatten und bei weiblichen Tieren die Embryonen im Mutterleib geschädigt wurden (einige Studien widerlegten die Ergebnisse, bei einigen Tieren hatte eine Überdosierung von Bor überhaupt keine Effekte auf die Fruchtbarkeit). Denn was die Tiere erhielten, entsprach umgerechnet auf den Menschen einer Dosis von 700 Milligramm Bor! Erst dann kann es zu einer Schädigung der Fruchtbarkeit kommen. Da Menschen in der Regel bis zu zehnmal empfindlicher reagieren als Tiere, ergibt sich deshalb eine fruchtbarkeitsschädliche Dosis ab 70 Milligramm Bor. Auch diese Dosis ist immer noch viel zu hoch und entspricht nicht den üblichen Dosierungsempfehlungen von 3 bis 10 Milligramm Bor pro Tag. Sie müssen sich also keine Gedanken um Ihre Fruchtbarkeit machen, sofern Sie sich an die vorgegebenen Dosierungen halten. Zudem führt ein kurzzeitiges Überschreiten der Dosierung auch noch zu keinem dauerhaften Schaden der Fruchtbarkeit.

Therapie mit Borax zur Stärkung der Knochengesundheit

Bleiben wir beim Thema Calcium. Dieses ist ein essenzielles Element in unserem Körper. Jeder Mensch trägt etwa ein Kilogramm an Calciumsalzen mit sich herum. Der Großteil davon ist jedoch in den Zähnen und Knochen gebunden (sogenannte Calciumphosphat-Verbindungen). Das restliche Calcium befindet sich im Körperwasser und hier überwiegend in der extrazellulären Flüssigkeit. Die intrazelluläre Konzentration von Calcium (in der Zelle) wird vom Körper streng reguliert, damit es regulatorische Funktionen im Körper übernehmen kann und der Stoffwechsel nicht außer Kontrolle gerät. Ist die Nebenschilddrüse gestört oder liegen sonstige Knochenprobleme vor, löst sich Calcium aus den Knochen, was wiederum den Knochenabbau fördert. Bor verhindert dies. Eine Studie aus dem Jahr 1985 zeigt, dass Borax nicht nur den Calciumabbau verhindert, sondern zudem die Stabilität der Knochen fördert. In der Studie wurden Teilnehmer auf eine Calcium-Mangeldiät gesetzt. Eine Gruppe erhielt in dieser Zeit 3 Milligramm Bor pro Tag, um den Mangel auszugleichen. Dadurch konnte die tägliche Calcium-Ausscheidung um 44 Prozent reduziert werden.

Bor zur Vorbeugung von Osteoporose

Bei Osteoporose handelt es sich um eine Knochenkrankheit. Dabei nimmt die Knochendichte durch einen verminderten Gehalt an Calciumsalzen ab. In der Folge destabilisiert sich die Knochenstruktur und es kommt zu Knochenbrüchen. Das Gleichgewicht der Knochengesundheit ist gestört, Knochenabbau tritt auf.

Zeigt sich Osteoporose bei einem Patienten schon frühzeitig, liegt das in der Regel an einer Überfunktion der Nebenschilddrüsen sowie einem Vitamin-D-Mangel. Da Borax die Aufnahme von Vitamin D fördert, ist eine ausreichende Versorgung mit Borax essenziell für die Knochengesundheit. Bor wirkt zudem der Überaktivität der Nebenschilddrüse entgegen. Zahlreiche Studien belegen die positive Auswirkung von Borax auf die Knochengesundheit.

Auch hat Bor einen Einfluss auf Calcitriol, das aus Vitamin D3 gebildet und vom Körper benötigt wird, um Calcium aus dem Darm aufzunehmen, das ansonsten durch die Nieren ausgeschieden wird. Calcitriol bindet sich im Dünndarm an intrazelluläre Rezeptoren und öffnet dadurch Calcium-Kanäle, sodass das Calcium aufgenommen werden kann. Somit spielt Calcitriol beim Knochenaufbau ebenfalls eine Rolle. In der Medizin werden zur Behandlung von Osteoporose deshalb auch Calcitriol-Medikamente verabreicht.

Bor kann eine vorbeugende Wirkung bei der Entstehung von Osteoporose haben. Wenn Sie regelmäßig Bor einnehmen, können Sie den täglichen Verlust von Calcium um nahezu die Hälfte reduzieren. Studien belegen, dass Frauen, die 3 Milligramm Bor am Tag zu sich nehmen, die Calcium-Ausscheidung durch den Urin um 44 Prozent reduzieren.

Zudem wurde Bor hinsichtlich seiner Wirkungen auf den Knochenstoffwechsel untersucht. Durch den erhöhten Bor-Gehalt werden die Knochen härter. In Verbindung mit den Vitaminen K1 und B6 sowie den Mineralstoffen Magnesium, Mangan und Zink führt Bor auch wieder zu Knochenwachstum. Überdies sorgt Bor für einen normalen Sexualhormonspiegel, was die Knochenqualität im Alter verbessert.

Bor fördert Knochenstabilität

Menschliche Knochen bestehen zu zwei Dritteln aus anorganischen Mineralien, die sich in einem ständigen Umbauprozess befinden. Dies ist notwendig, damit der Körper die hohen sowie unterschiedlichen Belastungen, die auf die Knochen einwirken, aushalten kann. Der Umbau erfolgt vor allem im Knochengewebe.

Zuständig sind hierfür verschiedene Zelltypen: Osteoblasten bilden eine neue Knochensubstanz, Osteoklasten bauen überschüssiges Knochengewebe ab. Osteozyten entscheiden, ob Osteoblasten Knochen aufbauen oder Osteoklasten Knochen abbauen sollen. Die Osteozyten sind also der Chef der Knochenstabilität. Welche Entscheidung sie treffen, hängt von Vitamin D sowie verschiedenen Hormonen ab. Wie Sie jetzt wissen, steigert Borax die Verfügbarkeit von Vitamin D. Dieses begünstigt die Calcium-Aufnahme, ein Mangel lässt den Calcium-Spiegel im Blut sinken, was wiederum die Osteozyten an die Osteoklasten weitergeben, die dann den Knochenabbau anregen, um die Calcium-Defizite auszugleichen.

Wie erwähnt, hängt die Nebenschilddrüse ebenfalls mit dem Knochenstoffwechsel zusammen. Ist diese in ihrer Funktion gestört, produziert sie ein Hormon, das sich Parathormon nennt. Dieses sorgt ebenfalls dafür, dass die Osteoklasten aufgefordert werden, Calcium aus den Knochen freizusetzen. Weil Borax die Nebenschilddrüse in Schach hält, bleibt das Knochengleichgewicht bestehen. Die Schilddrüse produziert ebenfalls ein Hormon, Calcitonin genannt, das die Osteoklasten hemmt und somit den Knochenaufbau fördert. Auch hier unterstützt Borax.

Selbst Sexualhormone beeinflussen den Knochenstoffwechsel. In jungen Jahren, in denen ausreichend Östrogene und Testosteron im Körper vorhanden sind, hemmen sie die Osteoklasten und halten das Calcium in den Knochen. Später im Alter, vor allem bei Frauen in der Menopause, sinkt die Produktion der Sexualhormone. Dadurch steigt die Gefahr, dass die Osteoklasten die Oberhand gewinnen und Osteoporose entsteht.

Bor wirkt sich positiv auf die Produktion von Östrogen und Testosteron aus, die ebenfalls für eine Stabilität der Knochen sorgen. Zudem zeigen Studien, dass es die Mineralisierung der Knochen optimiert und auch die Knochenerweichung verringert.

Bor hilft gegen Arthrose

Arthrose ist eine Krankheit der Gelenke und wird auch als Gelenkverschleiß bezeichnet. Sie sorgt dafür, dass sich die Gelenke stärker abnutzen, als es dem Normalfall entspricht. Meistens entsteht die Erkrankung durch eine andauernde sowie häufige Fehlbelastung, sodass die Gelenkschäden irgendwann irreversibel sind. Allerdings kann Arthrose auch aufgrund von Knorpeldefekten oder Verletzungen entstehen oder sich durch einen Mineralstoffmangel bilden. Bor zählt ebenfalls zu den Mineralstoffen.

Die Unterversorgung mit Mineralien wird als Basenmangel bezeichnet. Dieser führt dazu, dass sich die Flüssigkeit zwischen den Gelenken eindickt, sodass diese nicht mehr schmieren und die Gelenke nicht mehr mit Mineralien und Nährstoffen versorgt werden. Mit der Zeit reichern sich in der Gelenkflüssigkeit Harnsäurekristalle an, die wie Schmirgelpapier zwischen den Gelenken reiben und starke Schmerzen verursachen. Der Schmirgeleffekt baut mit der Zeit den Knorpel in den Gelenken ab. Je weniger Knorpel vorhanden sind, desto stärker sind die empfundenen Schmerzen.

In der Folge meiden Arthrose-Patienten jegliche Art von Bewegung. Durch den Bewegungsmangel wird der Knorpel allerdings noch mehr in Mitleidenschaft gezogen und erst recht nicht mehr mit Nährstoffen versorgt. Der Verfall schreitet dann noch schneller voran.

In verschiedenen Studien fanden Forscher heraus, dass Gelenke, die arthrös sind, nur halb so viel Bor enthalten wie gesunde Gelenke. Auch die Gelenkflüssigkeit weist in diesen Fällen einen niedrigeren Bor-Gehalt auf, als es bei gesunden Gelenken der Fall ist. Forschungen zeigen auch, dass eine Nahrungsmittelergänzung mit Bor die Knochen deutlich härter macht, als diese durchschnittlich sind. Chirurgen berichten sogar, dass sie größere Probleme haben, diese Knochen durchzusägen. Demzufolge nimmt Bor definitiv einen positiven Einfluss auf die Auswirkungen und Entstehung von Arthrose.

Andere Studien zeigen, dass in Ländern und Gebieten mit hohem Bor-Gehalt im Trinkwasser weniger Fälle von Arthrose auftreten, so auch in Ngawha Springs in Neuseeland. Die Mineralquelle dort enthält viel Bor und gilt als heilsam bei Arthrose. Tatsächlich haben auch Heilbäder, die sehr hohe Bor-Werte haben, eine heilende Wirkung bei Gelenkerkrankungen. In Israel ist die Bor-Konzentration sogar weit überdurchschnittlich. Die Bevölkerung nimmt hier ungefähr 5 bis 8 Milligramm Bor pro Tag zu sich und hat eine der niedrigsten Arthrose-Raten der Welt.

Auch andere Studien und Fallberichte belegen mehrfach und eindeutig, dass Bor ein sehr effektives Mittel gegen Arthrose ist. Auch kann Arthrose zur Arthritis führen, dabei handelt es sich um Entzündungen in den Gelenken.

In vielen Studien ging es in diesem Zusammenhang darum, wie viel Bor täglich eingenommen werden muss, um Arthrose zu verhindern. So stellte sich heraus, dass bei 3 bis 10 Milligramm Bor täglich die Chance, an Arthrose zu erkranken, nur noch 10 Prozent beträgt. Menschen, die ein Milligramm davon pro Tag zu sich nehmen (sprich über eine gesunde Ernährung), reduzieren die Wahrscheinlichkeit, an Arthrose zu erkranken, um 20 bis 70 Prozent.

Dass Arthrosebeschwerden mit Bor behandelbar sind, ist übrigens keine Neuheit. Die erste Humanstudie diesbezüglich stammt von Rex Newnham (einem Naturheilkundler und Osteopathen) aus Australien, der sich in den 1960er-Jahren im Selbstversuch von seinen Arthrosebeschwerden geheilt hat, indem er täglich 3 Milligramm Bor einnahm. Er arbeitete damals als Boden- und Pflanzenkundler an der Universität von Perth. Konventionelle Medizin schlug bei ihm nicht an. Aufgrund seines Wissens über die Biochemie der Pflanzen fiel ihm auf, dass die Pflanzen in seiner Gegend starke Mineraliendefizite aufwiesen, und er wusste, dass Bor den Calcium-Stoffwechsel vieler Pflanzenarten unterstützt. Dies war der Grund für seinen Selbstversuch mit Bor. Innerhalb von 3 Wochen waren seine Schmerzen, Schwellungen und die Gelenksteifheit verschwunden.

Später führte er eine Doppelblind-Studie durch, die zeigte, dass die Einnahme von 6 Milligramm Bor täglich die Schmerzsymptomatik und Beweglichkeit der Gelenke bei

70 Prozent der Patienten deutlich verbesserte. Unerwünschte Nebenwirkungen traten dabei keine auf. Besser noch: Einige Patienten berichteten, dass sich auch ihre Herzprobleme verbessert hätten und sie sich insgesamt viel besser und fitter fühlen.

Rex Newnham berichtete den Gesundheitsbehörden sowie medizinischen Hochschulen von seiner Entdeckung und den Studienergebnissen. Dort interessierte sich allerdings niemand dafür. Dennoch ließ Newnham Tabletten mit einer sicheren und wirksamen Borax-Dosis herstellen. Durch Mundpropaganda verkaufte er sie in den folgenden Jahren in großer Anzahl. Da sich der positive Effekt bei Arthrose-Patienten schnell herumsprach, konnte er den Ansturm alleine nicht mehr bewältigen und beauftragte einen Medikamentenhersteller. Das war ein Fehler. Repräsentanten der Pharmaindustrie in der australischen Gesundheitsbehörde setzten rund 10 Jahre später eine Verordnung durch, die Bor und Bor-Verbindungen für giftig erklärte. Newnham musste darüber hinaus eine 1.000-Dollar-Strafe wegen seines Verkaufs bezahlen. Dennoch gab Newnham nicht auf und publizierte daraufhin wissenschaftliche Artikel über Borax und Arthrose.

In seinen Forschungen fand Newnham auch heraus, dass die Böden der traditionellen Zuckerrohr-Inseln durch massiven Einsatz von Dünger nur noch sehr wenig Bor enthalten und Jamaika eine sehr hohe Arthrose-Rate hat: Rund 70 Prozent der Bevölkerung leidet dort an Arthrose. Newnham fiel sogar auf, dass selbst Hunde dort hinken. Auch auf Mauritius machte er ähnliche Entdeckungen: Jene Einwohner, die Reis, der mithilfe von Dünger angebaut wird, verzehren, leiden aufgrund des niedrigen Bor-Gehalts häufig an Arthrose. Die indigene Bevölkerung hingegen ernährt sich hauptsächlich von stärkehaltigem Wurzelgemüse, das privat und ohne Einsatz von Dünger angebaut wird. Sie profitiert von einem hohen Bor-Gehalt im Boden und ist auch kaum von Arthrose betroffen.

Weitere Untersuchungen von Newnham zeigen: Die Böden in den USA, England, Australien und Neuseeland haben in der Regel einen durchschnittlichen Bor-Gehalt. Die Bevölkerung nimmt ungefähr ein bis 2 Milligramm Bor pro Tag zu sich, die Arthrose-Rate liegt dort lediglich bei rund 20 Prozent. Böden mit überdurchschnittlich hohem Bor-Gehalt wie etwa in West-Australien sorgen für ausreichend Bor in der Nahrung. Dort leidet nur ein Prozent der Einwohner unter Arthrose.

In den vergangenen Jahren fanden wieder vermehrt Studien zum Einfluss von Bor auf Arthrose statt. Sie bestärken die Ergebnisse von Newnham. Unter anderem lässt sich nachweisen, dass Borax die Entzündungen in den Gelenken lindert, weil es Serinproteasen (sie sind an den entzündlichen Prozessen beteiligt) verringert.

In weiteren Studien wurden Patienten mit unterschiedlichem Arthrose-Schweregrad in zwei Gruppen geteilt. Jene, die nur eine schwache Arthrose hatten, erhielten 6 Milligramm Bor pro Tag. Jene mit schwerer Arthrose-Erkrankung bekamen 12 Milligramm Bor täglich. In der ersten Gruppe ließen die Beschwerden nach 8 Wochen nahezu komplett nach. Rund 80 Prozent der Patienten reduzierten die Dosis an Schmerzmitteln, viele konnten sie sogar komplett absetzen. Zudem verbesserte sich die Gelenksteifheit. Nach 2 Monaten war diese bei fast allen Patienten verschwunden. In der Gruppe mit den schweren Arthrose-Fällen ließen die Schmerzen nicht so stark nach. Doch nach 8 Wochen verzichteten auch hier fast 80 Prozent der Probanden auf ihr Schmerzmittel. Zudem verbesserte sich die Gelenksteifheit um ein Vielfaches. Die Beweglichkeit und Flexibilität der Gelenke waren zum Ende der Studie bei allen Patienten deutlich besser.

Wundheilung mit Borax

Bor fördert die Wundheilung, denn das Mineral wirkt sich auf den Teil des Gewebes zwischen den Zellen aus, genannt die extrazelluläre Matrix. Hier interagiert Bor mit verschiedenen Enzymen aus den Fibroblasten – dem Zelltyp, der im Bindegewebe am häufigsten vorkommt. Sie spielen bei der Wundheilung eine essenzielle Rolle. Studien haben ergeben, dass Borax bei tiefen Wunden den Heilungsprozess beschleunigt. Bei schweren Verletzungen kann Borax die Dauer auf der Intensivstation um zwei Drittel reduzieren, so stark ist die Wirkung des Minerals.

Bor steigert Sexualhormone und andere Steroidhormone

Sexualhormone der Keimdrüsen zählen zusammen mit anderen Hormonen (von der Nebenniere produzierte Corticosteroide) zur Gruppe der Steroidhormone. Das sind Hormone, die aus Cholesterin hergestellt werden. Sie sind gut fettlöslich und haben deshalb spezielle Eigenschaften: Sie durchdringen die Zellmembran und gelangen so direkt in die Zelle. Im Zellinneren binden sie sich an ein spezifisches Rezeptor-Protein, um so bis in den Zellkern vordringen zu können. Von dort aus können sie regulierend in die Genaktivität eingreifen.

Um zu den Zellen zu gelangen, werden Steroidhormone im Blut an Globulin gebunden – ein Protein, das diese Hormone an ihren Zielort transportiert. Über 90 Prozent sind an Proteine gebunden. Der Rest ist als freies Testosteron oder Östrogen im Körper verfügbar. Genau dieser Anteil ist biologisch wirksam. Wenn er zu gering ist, sinkt die Libido und es kommt zu sexuellen Funktionsstörungen, vor allem beim Mann. In einer Studie mit männlichen Teilnehmern entdeckten die Forscher, dass Bor den Anteil an frei verfügbarem Testosteron im Körper erhöht. Auch bei Frauen zeigten sich ähnliche Ergebnisse: Hier verbesserte sich die Anzahl an frei verfügbarem Östrogen. Wie Sie wissen, sind die frei verfügbaren Sexualhormone ebenfalls für die Stabilität der Knochen ein essenzieller Faktor, da sie den Knochenabbau durch die Osteoklasten hemmen.

Bei einem niedrigen Hormonspiegel kommt es daher verstärkt zum Abbau von Knochenmaterial und zu sexuellen Funktionsstörungen.

Borax hilft bei Pilzinfektionen wie Candidose

Borax besitzt herausragende fungizide Eigenschaften und wird häufig bei candidosen Therapien angewendet. Sie können das Mineral anwenden, um damit im Körper Pilzinfektionen zu bekämpfen. Denn Borax hemmt die fungizide Aktivität in hohem Maße. In Untersuchungen zeigte sich, dass bereits eine geringe Dosis von Borax das Wachstum der Pilze deutlich einschränken kann. Besonders wirksam ist das Mineral bei Hefepilzen, genannt Candida. Diese verursachen Ausschläge, Juckreiz, Schuppenbildung und Schwellungen auf der Haut. Hierbei ist Candida albicans der am häufigsten anzutreffende Hefepilz. In geringer Menge gehört er zur natürlichen Hautflora. Aber wenn das Immunsystem geschwächt ist oder eine bestimmte Erkrankung vorliegt, kann sich dieser Pilz stark vermehren. Die Folge ist Candidose. Eine solche Pilzinfektion kann die Schleimhäute, Hautfalten, den Genitalbereich oder Verdauungstrakt befallen. Bei kleinen Kindern treten Candidosen häufig im Windelbereich auf. Candida kann sich auch im Darm vermehren und Auslöser vaginaler Pilzinfektionen sein.

In der Regel hemmt Borax das Pilzwachstum nach 5 Tagen, oft sogar schon innerhalb von 24 Stunden. Bei Pilzbefall auf dem Haar oder der Haut hilft eine Waschung mit Borax-Shampoo oder -Seife. Anwender berichten, dass der Hautpilz meistens schon nach einer Anwendung verschwindet. Leiden Sie an einem Nagelpilz, hilft ein Fußbad mit Borax-Pulver: Geben Sie 3 Teelöffel Borax in warmes Wasser und baden Sie die betroffenen Körperteile rund 20 Minuten lang darin. Oft verschwindet der Pilz danach.

Wollen Sie eine Pilzkur durchführen, empfiehlt sich in der Regel die Einnahme von 1/8 bis zu 1/4 Teelöffel Borax in Wasser aufgelöst. Diese Flüssigkeit wird über den Tag verteilt getrunken. Die genaue Menge richtet sich danach, ob Sie normalgewichtig oder übergewichtig sind. Bei Übergewicht wird grundsätzlich eine höhere Dosis empfohlen. In den meisten Behandlungsfällen zeigt sich eine Verbesserung schon nach 2 bis 3 Anwendungen.

Auch wenn andere Medikamente nicht helfen, was heute aufgrund von Resistenzen immer öfter vorkommt, verschafft Borax bei Pilzinfektionen eine Linderung. Gerade bei lästigem Fußpilz wirkt das Mineral und lindert zudem den Juckreiz. Hier genügt es, wenn Sie die Füße mit Borax ordentlich abreiben. Dann verschwinden die Rötungen und der Juckreiz lässt ebenfalls sofort nach. Auch bei vaginalen Pilzerkrankungen und Entzündungen lässt sich Borax, wie bereits erwähnt, anwenden. Hier ist meist nach einer Anwendung eine deutliche Linderung spürbar.

Vaginale Infekte kommen häufig vor. Nach einer Behandlung mit Borax verschwindet die Infektion häufig dauerhaft. Für die Behandlung einer Vaginose können Sie eine Gelatine-Kapsel mit Borsäure oder Borax füllen und diese in die Vagina einführen. Empfohlen wird eine Kur von 10 Tagen. Alternativ können Sie aus Borax-Pulver und Kokosfett eine dicke Paste erstellen und diese gekühlt in die Vagina einführen.

> Bei gesunden Menschen sind Candida harmlose, ovale Hefezellen. Unter ungünstigen Umständen oder bei häufiger Einnahme von Antibiotika bilden sich daraus allerdings Ketten aus länglichen Zellen, die sich Pseudohyphen nennen. Daraus entwickeln sich schließlich schädliche Zellstrukturen, Hyphen genannt. Sie schädigen die Darmwand und verursachen Entzündungen wie das sogenannte Leaky-Gut-Syndrom. Pseudohyphen sowie Hyphen finden sich auch oft im Blut von Patienten, die an Krebs und Autoimmunerkrankungen leiden. Studien zeigen, dass Borax den Wandel von harmlosen Hefezellen zu invasiven Hyphen verhindert und somit vielen modernen Erkrankungen, die dadurch verursacht werden, vorbeugen kann.

In Studien wird Borax zudem ein Schutzeffekt bei Lebensmitteln attestiert, die mit Schimmelpilzgiften wie Aflatoxinen belastet sind. Sie können schwere DNS-Schäden verursachen und sind sehr starke Krebserreger. Aflatoxine führen in einigen Fällen sogar zu Geburtsfehlern oder zum Tod.

Eine weitere Studie zeigt, dass Borax auch oxidative Schäden, die durch Aflatoxin hervorgerufen werden, verhindert.

Borax für den Calcium-Magnesium-Stoffwechsel

Was viele nicht wissen: Calcium und Magnesium sind Gegenspieler im menschlichen Körper, auch wenn sie gleichzeitig miteinander kooperieren. Die Hälfte des gesamten Magnesiums findet sich in den Knochen, die andere Hälfte im Inneren der Gewebe- und Organzellen. Lediglich ein Prozent steckt im Blut. Gesunde Nieren halten den Magnesiumspiegel konstant, indem sie stets einen Teil davon mit dem Urin ausscheiden.

Calcium hingegen befindet sich zu 99 Prozent in den Knochen und der Rest in der Flüssigkeit außerhalb der Zellen. Wenn Calcium in die Zellen gelangt, kontrahieren sich die Muskeln und entspannen sich, sobald es wieder herausgepumpt wird und Magnesium an dessen Stelle tritt. Dieses Hinein- und Herauspumpen aus den Zellen benötigt viel Energie. Haben Zellen zu wenig Energie (durch ein gestörtes Immunsystem, Pilzinfektionen und Entzündungen), reichert sich vermehrt Calcium im Inneren der Zellen an. Und dies führt zu zahlreichen Krankheiten sowie zu einer Störung der Blutzirkulation.

Calcium kann sich so auch in den Nervenzellen anreichern, was zu Problemen bei der Übermittlung von Nervenimpulsen führt. Auch der graue Star in den Augenlinsen ist ein Symptom davon. Durch die Calcium-Verkalkung werden zudem die Hormondrüsen beeinträchtigt und die Hormonausschüttung wird gestört. Im Grunde werden alle Zellen in ihren normalen Funktionen behindert.

Ein Zuviel an Calcium führt zudem zu einem intrazellulären Magnesiummangel. Der Körper benötigt das Magnesium aber zur Aktivierung zahlreicher Enzyme. Ein Mangel führt zu einer ineffizienten oder sogar blockierten Energieproduktion. Dadurch werden die Zellmembranen geschädigt. Nährstoffe gelangen schlechter in die Zellen und werden als Abfallprodukte des Stoffwechsels erneut aus dem Körper ausgeschieden. Auf Dauer sterben die Zellen ab, weil der intrazelluläre Calcium-Spiegel zu hoch ist. Hier kommt Borax ins Spiel. Es ist an der Regulation der Zellmembran-Funktionen, insbesondere des Calcium- und Magnesium-Durchflusses beteiligt und verhindert, dass sich zu viel Calcium in den Zellen ablagert und kein Magnesium mehr eindringen kann. Es hat also eine ausgleichende Wirkung.

Ist der intrazelluläre Calcium-Spiegel bereits sehr hoch, sollten Patienten neben Borax auch Magnesium einnehmen. Je nach Alter und Gewicht raten Ärzte zu 400 bis 600 Milligramm Magnesium. Jedoch kann oral eingenommenes Magnesium abführend wirken, sodass Sie die Dosis entsprechend anpassen müssen. Ein Gespräch mit dem behandelnden Arzt ist hier ratsam.

Borax hält Hyaluronsäure im Körper

Hyaluronsäure ist ein Mehrfachzucker mit kettenförmigen Zuckermolekülen. Man bezeichnet diese Art Zucker auch als Polysaccharide. Der Körper kann Hyaluron aus Nährstoffen und auf natürliche Weise selbst herstellen. Hyaluronsäure wird vor allem für die Erhaltung der Haut, in der Gelenkflüssigkeit, an den Bandscheiben, im Glaskörper des Auges sowie in der Tränenflüssigkeit benötigt. Die Fähigkeit zur Eigenproduktion von Hyaluron lässt mit zunehmendem Alter nach, sodass Gelenke, Bandscheiben und die Haut nicht mehr ausreichend mit der Säure versorgt werden. Betroffene leiden unter faltiger Haut, Bandscheibenproblemen, Gelenkschmerzen und Sehschwäche. In Studien wurde nachgewiesen, dass Bor zusammen mit Vitamin C und Bioflavonoiden den Abbau von Hyaluronsäuren hemmt. Bei einem Mangel an Bor im Körper wird Hyaluron hingegen deutlich schneller abgebaut.

Kapitel 4
Borax über die Ernährung aufnehmen

B or findet sich vor allem in pflanzlichen Lebensmitteln. Fleisch und andere tierische Produkte enthalten kaum oder kein Bor – die Menge ist so gering, dass sie zu vernachlässigen ist.

Dass Pflanzen Bor für den Stoffwechsel und das Wachstum benötigen, haben Sie in diesem Buch bereits gelesen. Deshalb ist es nicht weiter verwunderlich, dass der Bor-Gehalt bei Pflanzen realtiv hoch ist. Besonders hohe Mengen des Minerals stecken in Nüssen, Datteln und Gemüse. Menschen, die sich vorwiegend vegan oder vegetarisch ernähren, profitieren daher von dem Mineral. Wenn Sie Ihre Ernährung also auf mehr Gemüse, Obst und Nüsse umstellen, fördern Sie Ihre Gesundheit und nehmen Bor sowie viele andere wichtige Mineralstoffe, Vitamine und Spurenelemente zu sich.

In der nachfolgenden Liste erhalten Sie eine Auswahl an pflanzlichen Lebensmitteln, die ausreichend hohe Mengen an Bor enthalten und die Sie zudem problemlos in den Speiseplan integrieren können. Auch können Sie diese Lebensmittel in großen Mengen verzehren und so ohne Nahrungsergänzungsmittel für einen gesunden Borax-Spiegel im Körper sorgen.

Den höchsten Bor-Gehalt mit 25 Milligramm auf 100 Gramm hat Honig, gefolgt von Quitten mit 16 Milligramm, Bio-Äpfeln mit 10 Milligramm und Löwenzahn mit 8 Milligramm pro 100 Gramm.

Lebensmittel mit Bor-Gehalt in Milligramm auf 100 Gramm:

- Honig = 25 Milligramm Bor
- Quitten = 16 Milligramm Bor
- Bio-Äpfel = 10,0 Milligramm Bor
- Löwenzahn = 8,0 Milligramm Bor
- Pfirsiche = 7,0 Milligramm Bor
- Gurke = 3,6 Milligramm Bor
- Soja = 2,8 Milligramm Bor
- Pflaumen / Trockenpflaumen = 2,7 Milligramm Bor
- Rosinen = 2,4 bis 2,89 Milligramm Bor
- Mandeln, Erdnüsse, Haselnüsse = 1,6 bis 2,4 Milligramm Bor
- Rote Bete = 2,1 Milligramm Bor
- Sellerie = 1,1 Milligramm Bor
- Avocado = 1,0 bis 1,4 Milligramm Bor
- Datteln = 1 Milligramm Bor
- Getreide = 0,8 bis 0,6 Milligramm Bor
- Linsen = 0,7 Milligramm Bor
- Weißkohl = 0,6 Milligramm Bor
- Aprikosen = 0,5 Milligramm Bor
- Möhre = 0,3 Milligramm Bor
- Birne, Zitrusfrüchte = 0,2 Milligramm Bor
- Blumenkohl, Brokkoli = 0,2 Milligramm Bor
- Tomate = 0,1 Milligramm Bor
- Auch viele Mineralwasser enthalten Bor.

Tipp: Pfirsiche und Trockenpflaumen liefern viel Bor. Sie können diese auf verschiedene Art und Weise essen und einem köstlichen Fruchtsalat oder Frühstücksmüsli beifügen. Bei Dörrpflaumen sollten Sie jedoch berücksichtigen, dass diese eine abführende Wirkung haben. Darum sollten Sie nicht zu viel davon auf einmal essen.

Es ist schwierig, den Bor-Gehalt verschiedener Lebensmittel verlässlich anzugeben, weil es sich um Naturprodukte handelt, die nicht standardisiert sind und deren Bor-Gehalt schwankt. Wie viel Bor tatsächlich in einem bestimmten Gemüse oder Obst enthalten ist, hängt von der geografischen Lage, dem Boden, dem Klima sowie der Anbauweise ab. Die in diesem Kapitel angegebenen Werte sind daher lediglich Richtwerte.

Bor-Gehalt im Boden

Das Klima ist für den Bor-Gehalt des Bodens verantwortlich. In europäischen Gegenden mit mildem Klima liegt der Bor-Gehalt in den Böden bei 5 bis 80 mg/kg. Ton- und humusreiche Böden haben sogar bis zu 30 bis 80 mg/kg. Den geringsten Bor-Gehalt in dieser Klimazone besitzen sandige Böden mit 5 bis 20 mg/kg.

Bor gelangt durch Verwitterung von borhaltigen Mineralen wie Glimmer oder Turmalin in den Boden. Es setzt sich dann in Form von Borsäure an. Bei niedrigen pH-Werten im sauren Bereich fällt die Borsäure im Boden jedoch auseinander und bleibt als negativ geladenes Anion zurück. Dieses wiederum wird von positiv geladenen Oberflächen wie Tonmineralen, Aluminiumoxiden sowie organischen Verbindungen angezogen, sodass am Ende kein Bor mehr im sauren Boden übrig bleibt. Saure Böden sind also arm an Bor.

In der heutigen Landwirtschaft kommen chemische Dünger zum Einsatz, die den pH-Wert des Bodens verändern und diesen saurer machen. Das wirkt sich negativ auf den Bor-Gehalt aus und ist ein Grund, weshalb heute in pflanzlichen Lebensmitteln nur noch sehr wenig Bor enthalten ist.

Wenn Sie Wildgemüse oder Wildkräuter im Wald oder am Wegrand wie Bärlauch, Sauerampfer, Holunder und Co. pflücken und essen, profitieren Sie hingegen von einem hohen Bor-Gehalt. Denn diese Pflanzen wachsen natürlich auf ungedüngten Böden.

Landwirtschaftliche Produkte aus Ländern, deren Böden wenig gedüngt sind und die natürlicherweise einen hohen Bor-Gehalt besitzen, wie in der Türkei, enthalten ebenfalls mehr Bor.

Bor in Pflanzen

Bor ist ein essenzieller Mikronährstoff für Pflanzen. Sie nehmen den Mineralstoff über die Wurzeln auf – allerdings nur, wenn der Boden nicht zu viel Calcium enthält. Dann leiden die Pflanzen unter Bor-Mangel. Schuld daran ist eine unsachgemäße Düngung mit Calcium-Verbindungen. Viele Rüben sowie andere landwirtschaftliche Nutzpflanzen leiden deshalb an Herzfäule oder Trockenfäule, weil sie nicht genügend Bor aus dem Boden aufnehmen können.

Der normale Bor-Gehalt bei Pflanzen liegt meist zwischen 5 und 60 mg/kg (Trockenmasse). Jedoch ist Bor in der Pflanze nicht gleichmäßig verteilt, sondern befindet sich vor allem in den Organen wie den Fortpflanzungsorganen, Staubgefäßen und Fruchtknoten.

Ansonsten stabilisiert Bor zusammen mit Calcium (ähnlich wie bei uns Menschen die Knochen und Sexualhormone), die Zellwände sowie den Hormonhaushalt.

Obwohl Bor für Pflanzen essenziell ist, vertragen diese es nicht in zu großen Mengen. Zu viel Bor wirkt für sie tödlich. Deswegen ist Bor auch ein hochwirksames Unkrautvernichtungsmittel, wenn die Dosis sehr hoch ist.

In den meisten Studien zur Bedeutung von Bor im menschlichen Stoffwechsel wurden Borsäure und Borax verwendet. Allerdings gibt es noch eine dritte Verbindung, das sogenannte Calcium-Fructoborat. Diese Verbindung kommt in Pflanzen und pflanzlichen Lebensmitteln vor und besteht aus Calcium, Fructose und Bor. In einigen Studien stellte sich heraus, dass die Verbindung bei Arthrose sogar fast noch besser wirkt als Borax. So erhielten Patienten, die unter einer Kniearthrose litten, in verschiedenen placebokontrollierten Studien 6 bis 12 Milligramm Bor pro Tag in Form von Calcium-Fructoborat. Die Studien zeigten nach 2 bis 12 Wochen eine signifikante Verbesserung der Arthrose-Symptome.

Die Wirkung von Calcium-Fructoborat ist sehr komplex. Denn das Molekül besitzt sehr, sehr viele OH-Gruppen, die für die biologischen Wirkungen von Bor im Stoffwechsel verantwortlich sind. Calcium-Fructoborat enthält auch relativ wenig Bor und zwar lediglich ein Zentralatom. Doch ähnelt es damit im Aufbau Hämoglobin und Chlorophyll. Denn auch sie enthalten lediglich ein einziges Eisen- bzw. Magnesiumatom im Zentrum einer ansonsten komplizierten Struktur, ohne die sie nicht funktionieren können.

Bor in Tieren

Wie für den Menschen spielt Bor ebenso für Tiere eine wichtige Rolle. Es erhält das tierische Gewebe und sorgt für gesunde Knochen und Zähne. Auch wirkt es sich bei Tieren positiv auf die Fortpflanzungsorgane und das Gehirn aus. Allerdings essen wir selten Knochen und Gehirn, sondern Muskelfleisch und Innereien. Dort kommt Bor in extrem geringer Menge vor. Daher ist tierische Nahrung für uns eine schlechte Borquelle.

Interessant ist in diesem Zusammenhang, dass Bor in den tierischen Fortpflanzungsorganen und Keimzellen zu finden ist. Sie erinnern sich an die Kritik an Bor und den Grund des ehemaligen Verbots von Borax? Bor soll doch für Tiere fruchtbarkeitsschädigend sein – wenn wir uns allerdings die Fakten ansehen, scheint das Gegenteil der Fall zu sein und Borax die Fruchtbarkeit bei Tieren zu fördern.

Kapitel 5
Borax in der Kosmetik und Körperpflege

Seit der Antike ist Borax als Kosmetikprodukt bekannt. Sie können das Mineral Bor somit auch für die Körperpflege einsetzen – und das in vielfältiger Weise. Denn Borax ist eine basische Substanz und wirkt emulgierend. Es verhindert das Verderben von kosmetischen Produkten und hat positive Effekte auf Ihre Haut sowie das Haar. Borax fungiert darüber hinaus als mildes, hautfreundliches Entfettungsmittel – sprich, es trocknet Ihre Haut nicht aus, sondern hält sie geschmeidig. Jedoch ist Bor noch nicht in allzu vielen kosmetischen Produkten zu finden. Wenn Sie in den Genuss von borhaltiger Kosmetika kommen möchten, können Sie diese allerdings im Handumdrehen selbst herstellen. Sie brauchen hierfür lediglich Borax-Pulver.

Im Folgenden erfahren Sie die verschiedenen Anwendungsbereiche und Tipps für die Herstellung von Kosmetik mit Borax.

Borax-Shampoos

Viele Shampoos, die Sie im Supermarkt vorfinden, zerstören die Haarstruktur langfristig und trocknen das Haar stark aus. Es wirkt mit der Zeit spröde oder wird im Gegenteil fettig. Die Poren der Kopfhaut verstopfen, sie können nicht mehr durchatmen. Das wirkt sich auf die Gesundheit der Haare und das Haarwachstum aus.

Borax reinigt die Ablagerungen, die sich über Monate oder sogar Jahre auf der Kopfhaut angesammelt haben. Wenn Sie Ihrem Shampoo Borax beigeben, sehen die Haare bald wieder frisch, kräftig und lebendig aus. Auch fetten die Haare nicht mehr so schnell. Vermischen Sie hierfür einen Teelöffel Borax-Pulver mit etwas Shampoo und massieren Sie beides ins Haar ein. Lassen Sie das Ganze 2 Minuten einwirken und spülen Sie Ihre Haare danach. Im Anschluss können Sie das Haar mit einer Spülung oder Kur ein zweites Mal waschen.

Die regelmäßige Anwendung von Borax im Shampoo stellt den pH-Wert des Haares wieder her, verhindert Trockenheit und Haarbrüche. Allerdings sollten Sie es nicht mehr als ein- bis zweimal pro Monat anwenden. Borax eignet sich auch perfekt als Zutat für Trockenshampoo. Für eine verstärkte Wirkung können Sie Borax mit ätherischen Ölen wie Lavendel-, Rosen- oder Zitronenöl mischen und diese Lösung regelmäßig als Kur in die Kopfhaut und Spitzen einmassieren. Auch hier genügt ein Teelöffel Borax.

Wenn Sie regelmäßig schwimmen, wissen Sie, dass die Haare darunter leiden und stumpf werden. Blonde Haare verlieren ihre Farbe. Dies können Sie ebenfalls mit einer Mischung aus Borax und Wasser behandeln. Vermischen Sie einen Teelöffel Borax mit 200 Milliliter Wasser, sodass eine Art Paste entsteht. Reiben Sie das Haar anschließend damit ein. Lassen Sie die Tinktur für 10 Minuten einwirken. Wenden Sie danach eine Spülung an.

Sie können auch die Haarbürste vollständig von Haarresten befreien, indem Sie diese in ein Waschbecken mit heißem Wasser legen und 120 Gramm Borax dazugeben. Nach einer Einwirkzeit von 15 bis 20 Minuten sollte die Bürste wieder sauber sein.

Borax-Seife

Wenn Sie eine Borax-Seife herstellen, können Sie die Haut damit sanft reinigen. Borax-Seife ist ebenfalls ein nützliches Mittel bei Schuppenflechte und Neurodermitis; sie verbessert das Hautbild allgemein. Setzen Sie dafür eine gesättigte Lösung in kaltem Wasser an. Geben Sie ein bis 2 Teelöffel Borax und Wasser in ein Gefäß und schütteln Sie den gesamten Inhalt gut durch. Bewahren Sie die Mischung in einem Spender auf und waschen Sie sich damit. Der „Schlamm", der sich am Boden abgesetzt hat, ist Borax, das sich nicht vermischt hat. Sie müssen es nicht wegschütten, sondern können einfach neues Wasser hinzugeben und das Ganze erneut durchmischen. Das wiederholen Sie so lange, bis der Bodensatz zur Neige gegangen ist.

Bevor Sie Ihren Körper mit Borax-Seife waschen, probieren Sie die Seife an einer bestimmten Hautstelle aus und beobachten Sie, ob Sie Borax vertragen oder allergisch darauf reagieren.

Badezusatz aus Borax

Borax ist auch ein willkommener Begleiter in der Badewanne. Es enthärtet das Wasser und macht das Badewasser schön geschmeidig. Zudem hat Borax eine wohltuende Wirkung für die Haut. Geben Sie hierfür 50 Gramm Borax ins Badewasser. Sie können auch hautpflegende Öle wie Moringa-, Kokos- oder Schwarzkümmelöl beifügen, um die Hautpflege zu verstärken.

Geben Sie eine Hälfte des Badezusatzes bereits in das Wasser, während es in die Wanne läuft, und die zweite Hälfte, wenn Sie in der Badewanne sind. So vermischt es sich ordentlich und ein Teil davon wird bereits aufgelöst, sodass Ihre Haut davon profitiert.

Hautpeeling mit Borax

Da Borax viele positive Effekte auf die Haut hat, können Sie mit dem Mineral auch ein wohltuendes Peeling herstellen. Zum einen ist das umweltfreundlich, zum anderen entfernt Borax überschüssigen Talg und tote Hautzellen. Außerdem schützen die antimikrobiellen Eigenschaften des Minerals vor Infektionen. Vermischen Sie einen flachen Teelöffel Borax mit ein bisschen Wasser oder alternativ mit etwas Vitamin-E-Öl. Massieren Sie es mit kreisenden Bewegungen in die Haut ein. Sie können das Peeling am gesamten Körper anwenden. Nur die Augenpartie sollten Sie aussparen. Lassen Sie das Peeling ungefähr 2 Minuten einwirken. Spülen Sie es dann mit warmem Wasser ab. Achten Sie darauf, dass Sie es nicht zu regelmäßig als Peeling verwenden, da es bei sensibler Haut zu aggressiv wirken kann. Es reicht, wenn Sie das Peeling einmal alle 10 Tage bis 2 Wochen anwenden.

Mit dem Peeling (wenn Sie Wasser statt Öl verwenden) können Sie auch Pickel, Mitesser, Akne und Aknenarben behandeln. Borax trocknet Pickel aus und entfernt überschüssiges Fett auf der Hautoberfläche. Reiben Sie das Peeling hierfür auf den entsprechenden Stellen ein und lassen Sie es 15

Minuten einwirken. Waschen Sie das Gesicht danach gründlich mit Wasser ab.

Möchten Sie Mitesser bekämpfen, vermischen Sie einen Esslöffel Borax mit einem Esslöffel Kristallzucker und 2 Esslöffeln Wasser zu einer Paste. Bevor Sie diese Paste auftragen, nehmen Sie ein Dampfbad für das Gesicht. Füllen Sie Ihr Waschbecken mit heißem Wasser auf und lassen Sie die Dämpfe auf das Gesicht einwirken. Das öffnet die Poren der Haut. Nach ein paar Minuten Dampfbad können Sie das Gesicht mit der Paste einmassieren und sie 2 Minuten einwirken lassen. Waschen Sie das Gesicht danach mit kaltem Wasser ab. Wiederholen Sie den Prozess einmal in der Woche, bis die Mitesser komplett verschwunden sind.

Leiden Sie vermehrt unter fettiger Haut, können Sie dem Peeling Apfelessig und Zitronensaft beifügen. Apfelweinessig wirkt antibakteriell, antimykotisch und antiviral. Wie Borax reguliert er den pH-Wert der Haut. Vermischen Sie 120 Gramm Borax mit einem Esslöffel Apfelweinessig und einem Teelöffel Zitronensaft. Lassen Sie die Mischung mindestens 10 Minuten einwirken. Waschen Sie Ihr Gesicht danach gründlich ab.

Nagelpflege mit Borax

Mit Borax können Sie Ihre Finger- und Fußnägel pflegen und sie strahlend weiß werden lassen. Zudem reinigt Borax die Oberhaut. Vermischen Sie hierzu 120 Gramm Borax mit 4 bis 5 Esslöffeln Wasser. Tauchen Sie Ihre Nagelbürste in die Mischung und putzen Sie damit Ihre Nägel in kreisförmigen Bewegungen. Waschen Sie diese anschließend mit sauberem Wasser ab.

Leiden Sie unter einem lästigen Nagelpilz? Auch hier ist die antimykotische Borax-Mischung ideal. Sie setzt dem Pilz ein Ende. Vermischen Sie hierfür 2 Teelöffel Borax mit einem Teelöffel Teebaumöl, einem Teelöffel Salbeiöl und einem Teelöffel geriebener Pfeilwurz. Reiben Sie die betroffenen Nägel jeden Tag mit dieser Mischung ein und lassen Sie diese mehrere Stunden einwirken. Sie können problemlos Socken anziehen. Nach rund einer Woche sollten Ihre Nägel vom Pilz befreit sein und wieder schön gesund aussehen.

Meiden Sie die Nagelpflege mit dieser Mischung allerdings, wenn Sie Schnittwunden oder offene Verletzungen an den Nägeln haben.

Schwielen der Haut mit Borax behandeln

Wer harter körperlicher Arbeit nachgeht oder aus einem anderen Grund unter Schwielen auf der Haut leidet, kann diese mit Borax kosmetisch behandeln. Schwielen sind verhärtete Hautklumpen mit toten Hautzellen. Sie fühlen sich von außen rau an, sehen unansehnlich aus und sind auch manchmal schmerzvoll. Mischen Sie 3 Esslöffel Borax mit 200 Milliliter Wasser und reiben Sie die Schwielen damit ein. Bessere Ergebnisse erzielen Sie, wenn Sie dies nach dem Duschen oder Baden tun, wenn die Haut bereits eingeweicht ist. Nachdem Sie die Schwielen mit der Tinktur eingerieben haben, tragen Sie Sheabutter oder eine andere Feuchtigkeitscreme auf. Wiederholen Sie die Prozedur einmal pro Woche, bis Sie die gewünschten Ergebnisse erhalten haben. Die Schwielen sollten bald komplett verschwinden.

Nicht nur Schwielen, auch juckende Haut durch Mückenstiche oder Ähnliches können Sie mit der Borax-Wasser-Mischung behandeln. Reiben Sie die entsprechenden Stellen ein und lassen Sie sie trocknen. Wischen Sie die Stellen anschließend mit einem nassen Handtuch ab.

Borax-Deodorant herstellen

Mit Borax können Sie auch ein geruchsneutrales und zudem antibakterielles Deodorant herstellen. Sie brauchen dazu 80 Gramm Borax-Pulver und 10 bis 20 Tropfen eines ätherischen Öls wie Lavendel-, Eukalyptus-, Teebaum-, Sandelholz- oder Patschuliöl. Reiben Sie es mit der Hand unter die Achseln. Alternativ können Sie es auch mit einem Wattepad verteilen.

Schon im Mittelalter wussten die Menschen von Borax als Weißmacher für Zähne. Wenn Sie ein strahlend weißes Lächeln haben möchten, können Sie auch in diesem Fall auf Borax zurückgreifen. Es entfernt Färbungen auf den Zähnen – vor allem jene, die vom Rauchen oder durch Kaffee entstanden sind. Die Behauptung, dass Borax ätzend auf die Zähne wirkt oder den natürlichen Zahnschmelz angreift, ist falsch. Sie dürfen es nur nicht übertreiben und sollten Ihre Zähne nicht jeden Tag mit Borax behandeln.

Streuen Sie für die Zahnbehandlung eine Prise Borax auf die Zahnbürste, geben Sie Zahncreme darauf und putzen Sie sich anschließend wie gewohnt die Zähne. Möchten Sie gleichzeitig für eine gesunde Mundflora sorgen und Entzündungen verhindern, können Sie noch einen halben Teelöffel Kokosöl dazugeben.

Die Zahncreme mit Borax sorgt auch für frischen Atem und stoppt Mundgeruch, da es Bakterien im Mund abtötet.

Sie können Borax alternativ auch gurgeln und hierfür einen Teelöffel Borax mit Wasser vermischen. Nur schlucken sollten Sie das selbst gemachte Mundwasser nicht.

Borax gegen Sommersprossen

Sommersprossen sind eigentlich ein Symbol für Schönheit. Doch gibt es Menschen, die unter zu vielen Sommersprossen leiden oder sie einfach nicht mögen. Auch hier hilft Borax: Stellen Sie dazu aus 15 Gramm Borax, 20 Gramm Kölnisch Wasser und 130 Gramm destilliertem Wasser eine Tinktur her und reiben Sie die Sommersprossen damit mehrmals täglich ein.

Kapitel 6
Borax im Haushalt

Borax ist nicht nur ein sehr wirksames Heilmittel. Sie können es auch vielseitig als Allzweckwaffe im Haushalt verwenden. Dabei wird Borax als Reinigungsmittel, Insektizid und zur Fleckenentfernung verwendet. Der Wirkmechanismus von Borax beruht auf seiner Fähigkeit, in wässriger Lösung zu dissoziieren sowie dabei Natrium- und Tetraborat-Ionen zu bilden. Diese Ionen können Komplexe mit anderen Verbindungen eingehen, insbesondere mit Hydroxylgruppen (OH-Gruppen), die in vielen organischen und anorganischen Verbindungen vorkommen. Die Borat-Ionen agieren hier als Lewis-Säuren, indem sie Elektronenpaare von anderen Molekülen anziehen und stabilisieren. Diese chemischen Interaktionen erklären die Wirksamkeit von Borax als Reinigungs- und Desinfektionsmittel.

Es gibt kaum etwas, das Sie nicht mit Borax entfernen können. Die hohe Reinigungskraft von Borax beruht auf dessen ph-Wert, der in Wasser gelöst bei 9,5 liegt. Damit zählt es zu den basischen Reinigungsmitteln. Es enthält viele negativ geladene Ionen (Hydroxylionen). Diese lagern sich auf der verschmutzten Oberfläche an. Ihre negative Wirkung löst den Schmutz durch elektrostatische Abstoßung ab. Mit Borax gereinigte Flächen sind auch automatisch desinfiziert. Denn das Halbmetall hemmt die Vermehrung von Bakterien, Viren und Pilzen.

Sie können Borax-Pulver direkt wie Scheuerpulver verwenden. Geben Sie einfach etwas Borax-Pulver auf einen feuchten Lappen und bearbeiten Sie damit hartnäckige Verschmutzungen.

Borax als Fettlöser

Borax beseitigt nicht nur Schmutz jeglicher Art. Außerdem ist es ein hervorragender Fettlöser, vor allem von Nahrungsfetten. Denn basische Reinigungsmittel (Laugen) sorgen dafür, dass Fette und Öle verseifen. Um es genauer zu erklären: Nahrungsfette bestehen zum größten Teil aus Triglyceriden. Diese sind fettlöslich (lipophil), aber nicht wasserlöslich (hydrophob). Für Fettflecken bedeutet das, dass sie sich nicht einfach mit Wasser abwaschen oder wegwischen lassen. Borax spaltet das Triglycerid. Es setzt die Salze dieser Fettsäuren frei und macht sie somit wasserlöslich.

Möchten Sie mit Borax Fett und Verschmutzungen in Töpfen reinigen, geben Sie einen Esslöffel Borax-Pulver zu etwas Geschirrspülmittel und vermischen beides gründlich. Tragen Sie die Mischung mit einem Lappen oder Schwamm im Topf auf und reinigen Sie ihn sorgfältig. Selbst eingebrannte Töpfe und Pfannen werden damit blitzblank. Anschließend spülen Sie diese nochmals gründlich ab, damit keine Borax-Reste zurückbleiben.

Borax wird auch häufig zur Reinigung von Metallen genutzt. Sie können folglich mit Borax Ihre Küchenspüle zum Strahlen bringen oder alten Metallgegenständen zu neuem Glanz verhelfen.

Einen Allzweckreiniger auf der Basis von Borax stellen Sie folgendermaßen her:

> ➢ Geben Sie einen Teil Borax und Soda (Natriumcarbonat, Na_2CO_3) in 6 Teile heißes Wasser. Je heißer das Wasser ist, desto schneller löst sich Borax darin auf.
> ➢ Sie können den Reiniger im Anschluss sofort verwenden. Verdünnen müssen Sie ihn nicht.
> ➢ Der Borax-Allzweckreiniger ist lange haltbar, sodass Sie ihn in Sprühflaschen oder einer alten Reinigungsverpackung lagern können.
> ➢ Wenn sich bei längerer Lagerung im oberen Bereich Salze absetzen, können Sie die Flüssigkeit nochmals erhitzen und gut durchmischen.

Mit einem Borax-Reiniger können Sie sämtliche Flächen im Haushalt inklusive der Toilette putzen. Neben der ausgezeichneten Reinigungskraft hat Borax noch einen tollen Nebeneffekt: Es neutralisiert Gerüche und wirkt desinfizierend. Zudem reduziert Borax den Calciumcarbonat-Gehalt im Wasser. Damit wirkt es auch enthärtend. Das ist beim Putzen ein weiterer Vorteil, denn weicheres Wasser hat eine bessere Reinigungskraft.

Den wasserenthärtenden Effekt können Sie sich auch im Geschirrspüler zunutze machen und Borax als Spülmaschinensalz und Klarspüler verwenden. Die Spülmaschine hinterlässt dann keine Kalkflecken auf den Gläsern. Diese erhalten wieder neuen Glanz und sehen wie poliert aus.

> ➢ Sie können entweder Borax-Pulver vor dem Spülgang in die Maschine geben oder einen Esslöffel pro Liter Wasser Borax in den Klarspüler schütten.

Mit Borax können Sie auch Klebereste aller Art entfernen. Dabei spielt es keine Rolle, ob es Reste von Klebeetiketten, Kaugummi, Harz oder Teer sind.

> ➢ Nehmen Sie hierfür 2 Teile Borax und einen Teil Wasser.

Auch als Fensterreiniger ist Borax eine gute Wahl. Tauchen Sie einfach einen sauberen Lappen in die zubereitete Borax-Lösung und wischen Sie damit Ihre Glasflächen ab. Borax hinterlässt streifenfreie Glasflächen.

> ➢ Für Borax-Fensterreiniger geben Sie 2 Teelöffel Borax auf 3 bis 4 Tassen Wasser.

Wie bereits angedeutet, ist Borax auch ein wunderbarer Geruchsentferner. Mit ihm können Sie schlechte Gerüche aus Kissen, Matratzen und Möbeln entfernen. Benutzen Sie hier am besten eine Sprühflasche, damit die Oberfläche nicht zu nass wird. Reiben Sie die entsprechende Lösung mit Borax mit einer Bürste oder einem Lappen ein.

> ➢ Erstellen Sie hierfür eine Lösung aus 125 Gramm Borax sowie 375 Millilitern Wasser.

Sie können Borax auch verwenden, um damit den Abfluss zu reinigen und verstopfte Abflussrohre von Schmutz zu befreien.

> ➢ Geben Sie eine halbe Tasse Borax und 2 Tassen heißes Wasser in das verstopfte Abflussrohr. Lassen Sie die Mischung 15 Minuten einwirken. Spülen Sie mit viel heißem Wasser nach.

Borax können Sie außerdem als Bleichmittel verwenden und damit unerwünschte Farbstoffe sowie Flecken aus Textilien entfernen. Zur Entfernung von Flecken geben Sie etwas Borax-Pulver auf den Fleck oder das Kleidungsstück und lassen es eine halbe Stunde einweichen. Alternativ können Sie auch etwas Borax-Pulver in die Waschmaschine geben und es als Bleichmittel und optischen Aufheller benutzen. Aufgrund der wasserenthärtenden Wirkung wirkt Borax gleichzeitig wie ein Weichspüler und sorgt dafür, dass sich die frisch gewaschene Wäsche weich und angenehm anfühlt.

Wenn Sie Borax nicht nur als Zusatzstoff, sondern gleich zu herkömmlichem Waschpulver verarbeiten wollen, funktioniert das ebenfalls relativ leicht.

> ➢ Mischen Sie einen Teil Borax, geriebene Kernseife, Natron und Waschsoda und geben Sie pro Waschgang ein bis 2 Esslöffel direkt in das Waschfach.

Übrigens können Sie auch Schimmel aus Textilien entfernen. Egal, ob es ein muffiger Sonnenschirm aus dem Keller oder ein hässlicher Schimmelfleck auf einem alten Sofastoff ist, Borax entfernt Schimmel gründlich und beseitigt auch gleich den muffigen Geruch.

> ➢ Stellen Sie aus 1/4 Tasse Borax und einem Liter Wasser eine Lösung her. Geben Sie diese in eine Sprühflasche und besprühen Sie die von Pilzen oder Schimmel befallene Stelle. Schrubben Sie die Stelle mit einer Bürste oder Zahnbürste kräftig ab. Sie müssen die betroffene Stelle danach nicht mehr ausspülen.

Falls die angeschimmelten Textilien in die Waschmaschine passen, können Sie die Borax-Lösung direkt in die Waschtrommel geben und ein sehr heißes Waschprogramm auswählen. Danach lassen Sie die Wäsche wie gewohnt trocknen.

Borax können Sie auch nutzen, um damit Kerzendochte herzustellen oder um die Dochte damit zu behandeln und zu versiegeln. So können Sie Asche und Rauch reduzieren.

> Lösen Sie einen Esslöffel Speisesalz mit drei Esslöffeln Borax in 240 Milliliter lauwarmem Wasser auf.
> Kerzen, vor allem selbst gemachte Kerzen, brennen durch die Borax-Behandlung auch länger und sauberer.

Weitere Anwendungen von Borax als Putzmittel im Haushalt

Ein guter Start in den Tag beginnt oft mit einer Tasse aromatischen Kaffees. Er ist belebend, bringt uns in Schwung und bereitet uns auf die Herausforderungen des Tages vor.

Um den Kaffeegenuss zu erhalten, ist es allerdings wichtig, dass Sie die Kaffeekanne regelmäßig reinigen. Egal, ob Glaskanne, Edelstahlkanne, emaillierte Kanne oder Espressokocher – mit einer Lösung aus 4 Esslöffeln Borax und einem Liter Wasser können Sie diese ruckzuck sauber machen.

Bei besonders hartnäckigen Kaffeeflecken eignet sich eine Paste aus 3 Esslöffeln Borax und einem Esslöffel Wasser. Tragen Sie diese mit einer Bürste auf. Alternativ können Sie auch 120 Gramm Borax in einem Liter Wasser aufkochen und die heiße Lösung in die Kanne geben und das Ganze einweichen lassen. Nur bei Aluminiumkannen müssen Sie aufpassen. Diese sollten Sie nicht mit heißen oder kochenden Borax-Lösungen reinigen.

Kaffee- und Teeflecken auf Arbeitsflächen, Porzellan und Plastik sind lästig und hartnäckig. Auch hier hilft Borax. Um diese Flecken zu beseitigen, streuen Sie etwas Borax-Pulver auf die entsprechende Stelle. Reinigen Sie die Fläche anschließend mit einem feuchten Schwamm. Bei besonders hartnäckigen Flecken hilft zusätzlich Zitronensaft: Tragen Sie diesen zusammen mit Borax auf die betroffene Stelle auf und lassen Sie die Mischung etwa 45 Minuten einwirken. Streuen Sie dann eine weitere Prise Borax darüber und bearbeiten Sie die Fläche erneut mit einem nassen Schwamm. Spülen Sie danach alles gründlich ab.

Kalkflecken, die sich im Wasserkocher oder Wassertank der Kaffeemaschine angesammelt haben, reinigen Sie mit einer Mischung aus 120 Gramm Borax und ein bis 2 Litern Wasser. Die Kaffeemaschine lassen Sie danach einmal durchlaufen. Anschließend führen Sie zwei weitere Zyklen mit klarem Wasser ohne Borax durch, sodass alle Reste entfernt sind, wenn Sie das nächste Mal Kaffee zubereiten. Hat die Kaffeemaschine ein Aluminiumsieb, entfernen Sie dieses vor dem Reinigungszyklus. Die restliche Borax-Mischung können Sie nutzen, um das Äußere der Maschine mit einem Schwamm zu säubern, sodass sie wieder glänzt wie neu.

Mit Borax können Sie auch Holzschneidebretter reinigen. Sie absorbieren schnell Gerüche von verschiedenen Lebensmitteln wie Zwiebeln, Knoblauch, Fisch und mehr. Diese unangenehmen Gerüche lassen sich mit Borax mühelos beseitigen. Mischen Sie hierfür drei Esslöffel Borax-Pulver mit einem Esslöffel Wasser und tragen Sie die Paste auf das

Schneidebrett auf. Lassen Sie sie 10 bis 15 Minuten einwirken und spülen Sie das Brett danach ab.

Wenn Sie bei der Hausarbeit Gummihandschuhe tragen, kennen Sie das Problem: Es ist nicht leicht, diese anzuziehen. Streuen Sie einfach etwas Borax in die Handschuhe hinein, wenn Sie das nächste Mal Schwierigkeiten haben, hineinzuschlüpfen. Das erleichtert das Anziehen enorm.

Pizza, Überbackenes, Grillhähnchen und Co. hinterlassen Spuren im Ofen und mit der Zeit sammeln sich sogar hartnäckige Flecken und Essensreste an. Durch die ständige Hitzeeinwirkung verhärten diese auch. Hier hilft Borax ebenfalls. Streuen Sie einfach etwas Borax-Pulver auf die Innenseite des Ofens und wischen Sie anschließend mit Essig nach. Hier genügen ein bis 2 Spritzer Essig auf einem Schwamm. Wischen Sie den Ofen vollständig aus. Lassen Sie die Essig-Borax-Mischung über Nacht einwirken und säubern Sie den Ofen am nächsten Tag nochmals mit einem Schwamm oder einer Bürste. Sie sollten alle Schmutzreste vollständig entfernen können. Wenn nicht, polieren Sie die Innenseite erneut mit Essig oder heißem Seifenwasser.

Zur Reinigung der Toilette ist Borax ebenfalls ideal – zumal die Toilettenschüssel meistens schwer zu reinigen ist und sich durch den permanenten Gebrauch Ablagerungen und Schimmel in der Schüssel bilden, die mit herkömmlichen Reinigern fast nicht zu entfernen sind. Mischen Sie hierfür 150 Gramm Borax mit 4 Litern lauwarmem Wasser und geben Sie die Lösung in die Toilette. Lassen Sie diese rund 20 bis 30 Minuten einwirken. Sind die Verschmutzungen oberhalb der Wasserlinie, können Sie die Lösung zusätzlich mit der WC-Bürste verteilen. Nach der Einwirkzeit reicht es, die Lösung durch einfaches Spülen zu entfernen. Die

Toilettenschüssel sollte nun sauber und desinfiziert sein. Bei Toiletten mit Wassertank können Sie die Lösung auch direkt in den Tank hineingeben, um dort ebenfalls Ablagerungen, Schimmel und Algen zu entfernen.

Auch zur Entfernung der Patina auf Geschirr sowie anderen Gegenständen können Sie Borax wunderbar verwenden. Viele Metalle wie Edelstahl, Kupfer oder Silber neigen dazu, auf der Oberfläche einen Belag zu bilden, der dem Metall seinen Glanz raubt. Oftmals entfernen Sie die Patina nur durch kraftraubendes Polieren. Nutzen Sie hierfür eine Mischung aus einem Teil Borax und 6 Teilen Zitronensaft und vermischen Sie die Lösung gut. Tragen Sie diese anschließend mit einem weichen Tuch auf und lassen Sie die Lösung 5 Minuten einwirken. Polieren Sie die Lösung im Anschluss mit einem sauberen Tuch kurz herunter. Schon glänzt das Metall wieder.

Borax leistet auch bei Ihren Gartenmöbeln hervorragende Dienste. Wenn Sie diese reinigen wollen, streuen Sie etwas Borax auf die zu reinigende Fläche und wischen den Schmutz mit einem feuchten Tuch ab. Glatte Oberflächen können Sie anschließend mit Wasser abspülen, um letzte Rückstände zu entfernen. Da Borax keine schädlichen Auswirkungen auf Stoff, Ton, Holz und Textilien hat, können Sie es auf allen Materialien bedenkenlos verwenden.

Borax in der Industrie

In diesem Zusammenhang wird Borax als wichtiger Rohstoff verwendet, unter anderem dient es der Herstellung von Borsäure, Boraten und Perboraten. Perborate sind aktiver Sauerstoff, der als Bleichmittel in Waschmitteln und anderen

Haushaltsmitteln zu finden ist. Borax ist zudem für Borosilikatglas notwendig. Dieses Glas wird in Laboren und für Mikrowellengeschirr genutzt. Auch Glasuren sowie Emaille für Steingut oder Keramik kommen ohne Borax nicht aus. Darüber hinaus wird Borax als Flammschutzmittel für Dämmstoffe eingesetzt und zudem allen möglichen Reinigungsmitteln beigefügt.

Besonders häufig ist Borax in Holzschutzmitteln zu finden. Dort wirkt es vorbeugend gegen verschiedene Holzschädlinge wie den Braun- oder Weißfäulepilz oder die Oberflächenbläue. Auch gegen Schimmelbefall hilft Borax. Es wirkt aber nicht nur antimikrobiell und antimykotisch, zudem vernichtet es viele Insekten, die Holz lieben. Überdies dringt Borax gut ins Holz ein. Aufgebracht wird es, indem Sie das Holz damit bespritzen, es in das Boraxmittel eintauchen oder das Mittel auf das Holz streichen. Für eine optimale Wirkung müssen Sie den Vorgang mehrmals und direkt hintereinander wiederholen.

In industriellen Lebensmitteln wird Borax auch als Konservierungsmittel eingesetzt, um ein Verderben des Produkts zu verhindern. Zudem findet Borax, wie Sie gelernt haben, in der Kosmetik viele Anwendungsbereiche. Unter anderem wird Borax als Wirkstoff für milde, hautfreundliche Cremes und Entfettungsmittel verwendet. Denn Borax trocknet die Haut nicht aus und hält sie geschmeidig. Bisher gibt es jedoch nur wenige kosmetische Produkte mit dem Mineralstoff. Wie Sie bereits im vorherigen Kapitel erfahren haben, können Sie diese allerdings selbst herstellen.

Borax im Garten

Auch im Garten können Sie Borax vielseitig verwenden. Es vertreibt Insekten und Mikroorganismen und ist zudem ein guter Dünger für die Pflanzen. Unter anderem können Sie damit Ihre Obstbäume behandeln und gesund halten.

Streuen Sie dafür alle 3 bis 4 Jahre rund 150 Gramm Borax um einen ausgewachsenen Obstbaum. Ist der Baum noch jung, genügen ein paar Esslöffel Borax. Das Borax dringt in den Boden ein und versorgt die Obstbäume mit Spurenelementen. Es fördert zudem das Zellwandwachstum sowie die Frucht- und Samenentwicklung.

Auch Blumen und Zierpflanzen können Sie mit Borax behandeln und zum Strahlen bringen. Denn das Mineral unterstützt das Wachstum von Blumen in alkalischen Böden wie Hortensien, Storchschnäbeln und Schiefblattgewächsen. Lösen Sie hierfür ein paar Teelöffel Borax in Wasser auf und gießen Sie die Pflanzen damit. Die Wasser-Borax-Mischung können Sie auch in eine Vase geben, um geschnittene Blumen länger frisch zu halten.

Wenn ihr Kompost stinkt, ist Borax ebenfalls eine ideale Lösung. Streuen Sie einen halben Teelöffel Borax über den Kompost und der üble Geruch wird reduziert. Borax verhindert auch eine mögliche Säurebildung. Verwenden Sie es aber sparsam, da eine zu hohe Dosierung den Kompostierungsprozess verlangsamen kann.

Zur weiteren Pflege Ihrer Pflanzen sowie zur Schimmelvermeidung auf Blättern mischen Sie einen Teelöffel Borax mit einigen Tropfen neutraler Flüssigseife in einem Liter Wasser. Füllen Sie die Lösung in eine Sprühflasche und besprühen

Sie damit die Pflanzen, die anfällig für Schimmel sind. Diese Methode erweist sich als besonders effektiv bei Rosen, Obstbäumen, Blumen und Gemüsepflanzen.

Die Gehwege im Garten neigen mit den Jahren zur Abnutzung und auf den Steinplatten bilden sich hartnäckige Flecken. Diese können Sie mit 2 Esslöffel Borax pro Liter Wasser reinigen. Für sehr hartnäckige Flecke können Sie die Borax-Menge erhöhen. Gießen Sie die Mischung mit einem Eimer auf den Gehweg und schrubben Sie ihn gründlich mit einer Bürste oder einem Besen ab. Achten Sie darauf, dass das Borax nicht in Kontakt mit dem Rasen oder den Pflanzen kommt.

Im Sommer, wenn Ihre Kinder im aufblasbaren Schwimmbecken planschen, können Sie dieses mit Borax sauber halten. Verteilen Sie ein bis 2 Esslöffel Borax in einem Liter warmem Wasser und reinigen Sie das Becken mit einem weichen Schwamm. Spülen Sie es anschließend mit heißem Wasser ab und lassen Sie es in der Sonne trocknen. Auch Badespielzeug sowie Luftmatratzen können Sie auf diese Art reinigen: Lösen Sie 120 Gramm Borax in einem Liter warmem Wasser auf und wischen Sie alles mit einem feuchten Lappen ab. Spülen Sie sie danach mit klarem Wasser ab und lassen Sie die Spielzeuge oder Luftmatratzen trocknen.

Im Winter, wenn Glatteis droht, können Sie Borax als Salzersatz verwenden, um Eis auf Ihren Wegen und Einfahrten zu verhindern oder zum Schmelzen zu bringen. Obwohl es nicht ganz so effektiv wie Salz ist, wirkt es dennoch schnell. Streuen Sie Borax einfach gleichmäßig auf die vereiste Fläche und fügen Sie bei Bedarf Sand hinzu, um die Reibung zu erhöhen.

Borax als Insektizid

Borax ist ein wirksames Insektizid und Flohgift. Haben Sie Flöhe im Haus, streuen Sie einfach etwas Borax auf die Bereiche, in denen Sie die Flöhe vermuten wie Hundebetten, Teppiche und Ritzen. Die fiesen Krabbeltiere werden durch Borax schnell getötet. Zwar weiß man noch nicht genau, warum das so ist, doch Borax ist in sehr großen Mengen giftig. Bei kleinen Insekten kommt es daher schnell zur Überdosis. Ameisen, Flöhe, Kakerlaken und ähnliche Krabbeltiere werden dadurch getötet. Denn die verabreichte Menge an Borax ist für die Insekten zu viel.

Leiden Sie unter einer Ameisenplage, können Sie einen Giftcocktail zubereiten. Dafür benötigen Sie 100 Gramm Zucker, 350 Milliliter Wasser sowie 1,5 Esslöffel Borax. Geben Sie die Zutaten in ein Glas mit Schraubdeckel und mischen Sie alles gründlich durch, bis sich Borax und Zucker gelöst haben. Nehmen Sie Watte oder ein anderes saugfähiges Material und benetzen Sie es mit der Lösung. Legen Sie die Watte dort aus, wo die Ameisen sind. Zucker dient als Lockstoff, sodass die Ameisen nicht widerstehen können.

Das funktioniert auch mit allen anderen Insekten wie Milben. Sie müssen der Lösung nur stets etwas beifügen, mit dem Sie die Tierchen ködern können.

Selbst Mäuse können Sie mit Borax abschrecken. Streuen Sie Borax auf den Boden und entlang der Wände, dort wo die Mäuse laufen. Denn Mäuse mögen Borax nicht und werden die Stellen in Zukunft meiden. Es ist auch unwahrscheinlich, dass sie zurückkehren.

Borax als Unkrautbekämpfungsmittel und Dünger

Obwohl Bor ein essenzieller Nährstoff für Pflanzen ist, ist Borax auch ein effektives Unkrautvernichtungsmittel. Sie können Unkraut damit effektiv bekämpfen. Alles, was Sie tun müssen, ist das Unkraut mit Borax-Pulver zu bestreuen.

Passen Sie allerdings auf, dass nicht auch andere Pflanzen etwas davon abbekommen. Denn bei Nutz- oder Zierpflanzen besteht die Gefahr, dass diese bei zu viel Borax ebenfalls absterben.

> ➢ Für die Herstellung von Unkrautvernichtungsmittel brauchen Sie 300 Gramm Borax und 7 Liter Wasser.
> ➢ Diese Mischung können Sie auch gezielt als Pflanzendünger anwenden (nur eben nicht so viel davon).

Bor-Mangel erkennen Sie bei Ihren Pflanzen daran, dass Blätter, Gewebe oder Knospen vergilben oder zu kränkeln scheinen. Hier hilft Borax. Besprühen Sie Ihre Pflanzen mit der beschriebenen Lösung. Denn Pflanzen nehmen Bor auch über die Blätter auf. So können Sie richtig dosieren und geben den Pflanzen nicht zu viel Borax.

Mit Borax Schnittblumen trocknen

Haben Sie schon einmal einen wunderschönen Blumenstrauß bekommen, den Sie für immer und ewig behalten wollten? Jedoch halten Schnittblumen lediglich für einen begrenzten Zeitraum. Danach verwelken sie und Sie müssen den Strauß entsorgen. Oder Sie lassen die Schnittblumen trocknen. Denn Borax ist ein hervorragendes Trocknungsmittel, das den Blumen die Feuchtigkeit entzieht, bevor diese verwelken oder verfaulen. Geben Sie hierfür eine Mischung aus einem Teil Borax und 2 Teilen Maismehl in einen luftdicht verschließbaren Behälter und betten die Blumen vorsichtig darin. Bedecken Sie diese komplett mit der Borax-Maismehl-Mischung. Verschließen Sie den Behälter und bewahren Sie ihn 2 Wochen an einem kühlen, trockenen Ort auf. Nach 2 Wochen sind die Trockenblumen fertig.

Kapitel 7
Warum Sie auf Borax vertrauen sollten

Auch früher wurden Menschen krank und fanden Heilung. Obwohl es stimmt, dass die Lebenserwartung damals niedriger war und viele Menschen bereits durch bakterielle und virale Krankheiten starben, sind inzwischen viele neue Krankheiten und Seuchen dazugekommen, die sich erst mit der Industrialisierung und Globalisierung entwickelt haben. Schulmediziner bauen auf herkömmliche Pharmazeutika, alternative Heiltherapeuten auf chinesische Medizin, Bachblüten, Globuli, Akupunktur und mehr. Die Kontroverse zwischen beiden Heilarten ist groß.

Bei vielen Menschen sorgt diese Meinungsverschiedenheit für Verwirrung – zumal es unzählige Studien gibt und es schwer ist, daraus fundierte Ergebnisse und Fallberichte herauszufiltern.

Wenn Sie sich intensiv mit dem Thema beschäftigen, werden Sie jedoch viele Berichte und Reportagen finden, die belegen, dass Menschen auch heute mit natürlichen Heilmethoden vollständig geheilt werden können. Es gibt sogar unglaubliche Erfolgsgeschichten, in denen chronischer Schnupfen, Ekzeme und sogar ernsthafte Krankheiten wie Krebs und Arthrose durch alternative Heilmethoden verschwunden sind. Ein Grund für den Erfolg ist natürlich, dass sich die Patienten intensiv auf Körper, Geist und Seele konzentrieren sowie an die heilende Kraft von natürlichen Mineralien, Kräutern und Heilmitteln glauben. Davon abgesehen gibt es zahlreiche Studien, die belegen, dass die Psyche eine essenzielle Rolle bei der Heilung spielt und vielleicht sogar der bedeutendste Faktor ist. Des Weiteren ist bekannt, dass Menschen, die alternative Heilmethoden wählen, generell mehr auf ihren Körper achten als jene, die zu herkömmlichen Medikamenten greifen.

Naturheilmittel haben zudem einen Vorteil: Hier müssen Sie selten mit Nebenwirkungen rechnen. Selbst wenn es Nebenwirkungen gibt, sind diese in der Regel gering und weit weniger schwerwiegend als die möglichen Risiken, die durch die Einnahme von pharmazeutischen Medikamenten entstehen. Außerdem machen natürliche Heilmittel nicht abhängig, wie das bei vielen Schlaf- und Schmerzmitteln der Fall ist.

Aber warum setzen so viele Menschen heutzutage ausschließlich auf die Schulmedizin? Nicht nur, weil der Arzt sie ihnen verschreibt. Oft ist es auch der finanzielle Aspekt. Medikamente, die von Ärzten verschrieben werden, müssen Sie in der Regel nicht selbst bezahlen, sie werden von der Krankenkasse übernommen. Bei alternativen Behandlungen oder beim Aufsuchen eines Heilpraktikers sind Sie gezwungen, die Kosten aus eigener Tasche zu bezahlen. Der alternative Weg, auch wenn er besser ist, ist also häufig der teurere Weg. Dieser erfordert entweder ein gutes Einkommen oder eine spezielle Krankenversicherung, die solche Therapien abdeckt.

Ein gutes Beispiel, was an Kosten entstehen kann, ist CBD-Öl. Dieses Hanföl ist ein wirksames Schmerzmittel, es hilft bei Depressionen, Angstzuständen, Krebs und Migräne. Allerdings kostet CBD-Öl relativ viel Geld. Je nach Konzentration müssen Sie für eine Zehn-Milliliter-Flasche um die 50 bis 100 Euro bezahlen. Bei täglicher Anwendung genügt eine solche Flasche für maximal 2 Wochen. Wenn Sie das auf den Monat und aufs Jahr hochrechnen, sehen Sie, dass Sie viel Geld aufbringen müssen, um sich bestimmte Heilmittel zu leisten. Borax zählt erfreulicherweise nicht zu den hochpreisigen Naturheilmitteln. Eine Packung Bor-Kapseln kostet um die 20 Euro. Sie reicht für rund 3 Monate.

Ein weiterer Grund, weshalb Schulmedizin vorgezogen wird, ist auch den Ärzten geschuldet. Aus Zeitmangel nehmen sie sich oft nicht ausreichend Zeit für eine umfassende Diagnose und verschreiben stattdessen schnell Medikamente, was im Fall von Antibiotika auch zur Entwicklung von Resistenzen führen kann.

Sie sehen: Alternative Medizin steht im Gegensatz zur Schulmedizin. Dabei gab es früher nur natürliche Heilmittel, die aber mit der Entwicklung von pharmazeutischen Medikamenten wie Antibiotika und Penicillin zunehmend verdrängt wurden. Die Natur verlor an Bedeutung. Chemisch hergestellte Medikamente galten immer mehr als die einzig wahre Heilung. Natürlich sollen nicht alle Pharmazeutika verteufelt werden. Doch gilt es, sich dessen bewusst zu machen, dass es natürliche Alternativen gibt. Zum Glück hat sich bei vielen Menschen bereits ein neues Bewusstsein entwickelt. Zudem gibt es in den Medien viel Aufklärung.

In vielen asiatischen, lateinamerikanischen und afrikanischen Ländern ist die Schulmedizin bis heute nicht weitverbreitet. Dort werden nach wie vor Heiler aufgesucht und Krankheiten wie Dengue-Fieber mit dem Saft von Papayablättern behandelt. Obwohl Dengue-Fieber als schwer behandelbar gilt, hilft der Papayablättersaft tatsächlich sehr gut und lindert schnell die Symptome.

Aber was ist alternative Medizin genau und wo hat Borax darin seinen Platz? Alternative Heilmedizin lässt sich in drei Hauptkategorien einteilen:

> Naturheilverfahren,
> erweiterte Verfahren wie Autogenes Training und Yoga,
> eigenständige Konzepte wie Traditionelle Chinesische Medizin (TCM) und Homöopathie.

Viele dieser Methoden sind heute anerkannt. Es gibt zudem unzählige Menschen, die auf Yoga, Meditation, TCM, Akupunktur sowie ayurvedische Kuren schwören. Manche dieser Kategorien sind auch von der Schulmedizin akzeptiert worden, während andere noch auf Skepsis stoßen. Tatsächlich spielen Trends und Werbung hierbei eine große Rolle. Wenn bekannt wird, dass ein Star Yoga praktiziert sowie in einer Ayurvedaklinik Energie tankt, hat das eine enorme Werbewirkung. Allerdings ist Borax in der hippen Wellnesswelt noch relativ unbekannt, sodass die Schulmedizin es weiterhin ignorieren kann.

Akupunktur hingegen, die Bestandteil der Traditionellen Chinesischen Medizin (TCM) ist, wird heute sogar von vielen Krankenkassen übernommen. Die Technik ist über 2.000 Jahre alt. Dabei werden feine Nadeln in bestimmte Körperstellen gestochen, um Beschwerden zu lindern. Das Prinzip basiert auf der Vorstellung, dass der Körper von Energiebahnen durchzogen ist, die durch die Nadeln stimuliert werden. Dies fördert den Fluss des Qi und wird besonders erfolgreich in der Schmerztherapie eingesetzt. Auch Patienten mit jahrelanger Migräne haben durch Akupunktur oft erhebliche Erleichterung erfahren.

Die Homöopathie, die von dem deutschen Arzt Samuel Hahnemann entwickelt wurde, basiert auf dem Prinzip „Ähnliches mit Ähnlichem heilen". Viele kennen die homöopathischen Tropfen oder die kleinen weißen Globulikügelchen. Besonders bekannt sind die Notfalltropfen, die in vielen Hausapotheken zu finden sind.

Viele Naturheilverfahren umfassen ein breites Spektrum der Geologie und Phytotherapie, darunter auch die bekannte Kneipp-Therapie mit kalten und warmen Bädern und Wickeln. Dahinter steht die Annahme, dass es gegen jede Krankheit ein Kraut oder ein Mineral gibt. Tatsächlich gibt es für fast jedes Leiden eine Pflanze oder ein Mineral, das Linderung verschaffen kann.

Mittlerweile bilden sich in der Schulmedizin viele Ärzte in alternativer Medizin weiter. Allerdings fehlen für Borax sowie andere Naturheilmittel noch ausreichend bestätigte Studien. Deshalb behaupten Skeptiker, dass der Placeboeffekt für die Heilung verantwortlich sei. Trotzdem wird alternative Medizin immer beliebter. Viele Menschen wollen ihren Körper sanfter und schonender behandeln. Denn pharmazeutische Produkte enthalten chemische Substanzen. Für viele Patienten ist alternative Medizin wie Borax sogar der letzte Ausweg, besonders wenn die Schulmedizin nicht weiterhelfen kann, wie das bei Arthrose, Osteoporose und anderen Krankheiten der Fall ist. Borax und andere natürliche Heilmittel zielen zudem darauf ab, die Selbstheilungskräfte des Körpers zu aktivieren, während herkömmliche Medikamente die Symptome behandeln. Borax kann auch die Nebenwirkungen schulmedizinischer Behandlungen reduzieren. Besonders hilfreich ist es in der Schmerztherapie, wie Studien zu Borax zeigen. Trotz aller Erfolge sollten Sie alternative Medizin aber nicht als alleinigen Weg betrachten. Bei schweren Erkrankungen ist es unerlässlich, Rücksprache mit Ihrem Arzt oder einem Therapeuten zu halten, bevor Sie sich selbst mit Borax behandeln.

Jedoch sollten Sie verstehen, dass alternative Medizin und Naturheilmittel sich deutlich von Schulmedizin und Pharmaindustrie unterscheiden und abheben und viele positive Effekte auf die Gesundheit haben. Natürlich ist es nicht das Ziel dieses Buches, Borax einseitig zu loben und dessen Vorteile anzupreisen. Vielmehr soll es Sie dazu anregen, über Alternativen nachzudenken und das Beste für Ihren Körper auszuwählen.

Wie Sie nun wissen, ist Borax ein uraltes Heilmittel. Es wird seit Langem in der Naturheilkunde und Homöopathie verwendet. Das Mineral kommt in der Natur vor und kann in verschiedene Bor-Verbindungen umgewandelt werden.

Heilkundler und Therapeuten haben den hohen Wert sowie die vielfältige Anwendbarkeit von Borax längst erkannt. Äußerlich angewendet wirkt Borax entzündungshemmend, desinfizierend und leicht antibakteriell. Innerlich angewendet, unterstützt es die Hormonproduktion der Nebenschilddrüse. Auch lindert es Arthrose, Arthritis, Entzündungen und Osteoporose. Selbst bei Zahnproblemen, Konzentrationsstörungen und Pilzerkrankungen können Sie es sicher einsetzen. Die Art der Anwendung reicht von Globuli bei Angstzuständen, Schwindel und Aphten bis hin zu Lösungen für Augenentzündungen und Tabletten oder Pulver zur Behandlung von Geschwüren, Ekzemen und Knochenbeschwerden.

Zudem ist Borax ein wichtiges Spurenelement, das der menschliche Körper wie Vitamin D oder Magnesium benötigt. Ein Borax-Mangel kann deshalb zu verschiedenen Problemen führen, einschließlich einer Verkalkung der Zirbeldrüse und Eierstöcke. Auch Nierensteine sowie ein Ungleichgewicht der Sexualhormone entstehen bei einem Mangel. Zudem reguliert Borax den Metabolismus von Steroidhormonen und unterstützt die Umwandlung von Vitamin D im Körper.

Darüber hinaus spielt Borax eine essenzielle Rolle bei der Regulation der Sexualhormone, indem es den Testosteronspiegel bei Männern erhöht und bei Frauen den Östrogenspiegel unterstützt. Borax kann sogar Herzprobleme lindern und verschiedene Untersuchungen deuten auf eine Verbesserung der Sehkraft hin. Überdies stärkt Borax das Gedächtnis, hilft bei der Bekämpfung von Schuppenflechte und wirkt sich positiv auf den Gleichgewichtssinn aus.

Kapitel 8
Häufig gestellte Fragen (FAQ)

Woher stammt der Name Borax?

Borax war früher auch unter dem Namen Baurach oder Tinkal bekannt. Die Bezeichnung leitet sich vermutlich vom persischen Wort „burah" und dem arabischen Wort „buraq" ab, welche beide die Substanz bezeichnen. In der arabischen Kultur gibt es ein mythisches, pferdeähnliches, geflügeltes Wesen namens „Buraq". Der Legende nach soll dieses schneeweiße Fabelwesen den Propheten Mohammed von der Erde in den Himmel und wieder zurückgetragen haben. Obwohl das Wort „buraq" selbst nicht „weiß" bedeutet, wird das Mineral Borax aufgrund seiner Verwendung als weißes Pulver und der phonetischen Ähnlichkeit bis heute mit diesem Namen verbunden.

Wo kommt Bor bzw. Borax in natürlicher Form vor?

Borax kommt im menschlichen und tierischen Organismus, in sämtlichen Pflanzen und allen noch unverarbeiteten, pflanzlichen Lebensmitteln vor. Wenn Sie sich mit genügend frischem Obst und Gemüse ernähren, können Sie sich auf natürliche Weise mit ein bis 5 Milligramm Bor pro Tag versorgen. Die enthaltene Menge an Bor ist allerdings von den Bodenverhältnissen, dem Klima und dem Anbaugebiet abhängig. In Deutschland nehmen Bewohner lediglich rund ein bis 2 Milligramm Bor über die Ernährung zu sich, weil chemische Düngemittel die Aufnahme des natürlichen Minerals aus den Böden verhindern. Ernähren Sie sich allerdings biologisch, profitieren Sie von einem erhöhten Bor-Gehalt in den Lebensmitteln. Achten Sie jedoch darauf, das Gemüse richtig zu garen. Nutzen Sie das Kochwasser des Gemüses. Denn das Gemüsewasser ist sehr wert- und gehaltvoll und enthält dementsprechend auch viel Bor.

Die Verfügbarkeit von Bor für den menschlichen Körper wird zudem durch Phytinsäure eingeschränkt. Diese ist in industriell hergestellten Backwaren, gekochten Hülsenfrüchten sowie in Getreide enthalten. Haben Sie eine Glutenunverträglichkeit oder leiden an einem Hefepilz (Candida), schränkt der menschliche Körper die Aufnahme von Bor ebenfalls ein oder blockiert sie sogar.

Wie wirkt Borax im menschlichen Körper?

Borax reagiert im menschlichen Magen mit der dort vorkommenden sowie zur Speiseverdauung gebildeten Salzsäure. Daraus bilden sich Borsäure sowie Natriumchlorid. Was der Körper benötigt, behält er. Die übrigen für den Menschen ungefährlichen Bor-Verbindungen werden schnell und nahezu vollständig über den Urin ausgeschieden. Das Mineral sorgt unter anderem dafür, dass Calcium im menschlichen Körper dorthin gelangt, wo es hingehört, also in die Knochen und Zähne. Liegt ein Bor-Mangel vor, gelangt zu viel Calcium ins Blut, in die Adern, ins Gewebe sowie in die Gelenke.

In Bor-Mangelgebieten – durch zu wenig Bor in den Böden – oder durch übermäßige chemische Düngung gibt es weitaus mehr Menschen, die an Gelenkproblematiken aller Art leiden. Eine weitere positive Auswirkung konnte dahingehend festgestellt werden, dass eine gute Borversorgung dazu beiträgt, dass sich weniger schädigendes Aluminium im Körper einlagern kann.

Gibt es Alternativen zu Borax?

Borax verfügt über viele positive Eigenschaften. Sie müssen sich allerdings nicht mit Borax-Pulver oder -Kapseln versorgen, denn von den gesundheitlichen Vorteilen profitieren Sie auch mit einer sorgfältig zusammengestellten Ernährung.

Vielleicht möchten Sie ebenso wissen, welche Alternativen es zu Borax gibt und wie Sie Ihrer Gesundheit noch einen weiteren Kick geben können, insbesondere mit einer anderen natürlichen Substanz. Da wären zum Beispiel DMSO und MSM – sie haben nachweislich positive Wirkungen bei Gelenkerkrankungen.

Bei DMSO (Dimethylsulfoxid) handelt es sich um ein organisches Lösungsmittel mit entzündungshemmenden und schmerzlindernden Eigenschaften. Es besitzt die Fähigkeit, Zellmembranen zu durchdringen, was es besonders effektiv als Schmerzmittel bei Sportverletzungen und rheumatischen Beschwerden macht. Auch durch stumpfe Verletzungen hervorgerufene Schwellungen heilen mit DMSO schneller ab. Es kann auch helfen, die Wirkung von Borax, etwa gegen Pilzinfektionen der Haut, zu verbessern. Häufig wird DMSO als Trägersubstanz in Salben und Gelen verwendet, um Wirkstoffe direkt in die Zellen zu transportieren. Jedoch kann DMSO auch toxische Verbindungen transportieren, was seine Anwendung einschränkt.

MSM (Methyl-Sulfonyl-Methan), auch bekannt als organischer Schwefel, ähnelt strukturell dem DMSO und wird als Nahrungsergänzungsmittel angeboten. Es entsteht durch Oxidation von DMSO und unterscheidet sich von diesem nur durch ein zusätzliches Sauerstoffatom. MSM wird bei Schwefelmangel eingesetzt. Schwefel kommt im menschlichen Körper lediglich als Bestandteil von schwefelhaltigen Aminosäuren vor. Wir selbst können Schwefel aus anderen Quellen nicht in körpereigene Substanz umwandeln. Mit einer proteinreichen Ernährung ist Schwefelmangel jedoch kein Thema. MSM kommt zudem in natürlicher Weise in Kuhmilch und Kaffee vor. Es besitzt ebenfalls entzündungs- und schmerzhemmende Eigenschaften, insbesondere bei Gelenkbeschwerden. So gibt es Hinweise darauf, dass MSM in Kombination mit Glucosaminsulfat bei der Behandlung von Arthrose hilft und zudem positive Auswirkungen auf andere Erkrankungen wie Prostatakrebs und Herz-Kreislauf-Erkrankungen hat. Auch gegen Heuschnupfen hat sich MSM schon bewährt.

Obwohl beide Substanzen vielversprechend sind, bedarf es weiterer Studien, um ihre Wirkung auf verschiedene Krankheiten besser zu verstehen. Dennoch können Ihnen diese Alternativen helfen und Ihre Beschwerden lindern. Eine ausgewogene Ernährung sowie gegebenenfalls die Ergänzung mit natürlichen Substanzen wie DMSO und MSM ist deshalb nicht von der Hand zu weisen.

Warum boykottiert die Pharmaindustrie Borax?

Angesichts der zahlreichen gesundheitlichen Vorteile einer regelmäßigen und ausreichenden Versorgung mit Borax bzw. Bor erscheint es nahezu unverständlich, warum die Pharmaindustrie ein solch starkes Lobbying für das Verbot von Borax und Bor betrieben hat und immer noch betreibt. Doch die Erklärung hierfür ist einfach: Die Pharmaindustrie fürchtet die öffentliche Anerkennung sowie den breiten Einsatz von Borax. In vielen Ländern ist der Verkauf von Borax an Privatpersonen verboten. In Deutschland trat dieses Verbot 2009 in Kraft. 2019 folgte die EU mit einer eigenen Regelung, sodass es mittlerweile wieder Präparate mit Borax gibt.

Dennoch stehen durch das intensive Lobbying der Pharmaindustrie und die wenigen wissenschaftlichen Forschungen viele Menschen Borax kritisch gegenüber. Kein Wunder! Denn die Pharmaindustrie stützt sich bei ihrer Argumentation gegen Borax einzig auf bestimmte Ergebnisse aus Tierversuchen. Diese Tests wurden – wie bereits mehrfach erwähnt – mit sehr hohen Dosen durchgeführt, was die Ergebnisse natürlich beeinflusste. Was sie ausließen, waren positive Studienergebnisse. Denn es gibt auch Tier-Studien, die zeigen, dass eine hohe Dosis von 30 Milligramm Bor (= 17 g Borax / kg Körpergewicht / Tag) bei Ratten über 3 Generationen keinerlei Veränderungen bei der Reproduktionsfähigkeit oder der Entwicklung des Fötus bewirkte. Die Pharmaindustrie verschweigt das allerdings und spielt ebenfalls den Fakt herunter, dass bei den Tierversuchen weit überhöhte Dosierungen verabreicht wurden. Auch verheimlichen sie Humanstudien mit Borax, bei denen keinerlei negative Auswirkungen auf die Fruchtbarkeit entdeckt wurden.

Die Ergebnisse der Studien zeigen eindeutig, dass Bor und Borax bei normaler Dosierung sicher und wirkungsvoll sind und für Menschen als absolut ungefährlich erachtet werden können. Eine bemerkenswerte Studie aus der Türkei hat zudem gezeigt, dass Menschen, die im Bor-Abbau und der Bor-Verarbeitung tätig sind, sowie eine Bevölkerungsgruppe, die einem hohen Bor-Gehalt in ihrem Trinkwasser und den Böden ausgesetzt ist, eine gesteigerte Fruchtbarkeit aufweisen können.

Das ehemalige Verbot von Borax für den Verkauf an Privatpersonen in der EU basiert also ausschließlich auf der Argumentation der Pharmaindustrie, dass Bor eine Reproduktionstoxizität auslösen könne, wie sie aus einigen Tierversuchen hervorgeht. Industriell wird Borax / Bor übrigens weiterhin sowie ohne Einschränkungen oder Hinweise auf eine mögliche Toxizität eingesetzt.

Borax und Bor besitzen das Potenzial, bei vielen Erkrankungen Verbesserung und Heilung zu ermöglichen. Aufgrund seiner Natürlichkeit und relativen Kosteneffizienz fürchtet die Pharmaindustrie jedoch, die Einnahmen durch ihre teuren Medikamente zu verlieren.

Übrigens: Borax darf als loses Pulver tatsächlich nicht zur Einnahme verkauft werden. Mit der Richtlinie 2008/58/EG vom 21. August 2008 erhielt das Pulver das Gefahrensymbol und wurde in die Gruppe der krebserregenden, erbgutverändernden und fortpflanzungsgefährdenden Stoffe der Kategorie 1 bzw. 2 eingestuft. Sie können es dennoch gewerblich kaufen oder sich für Borax-Tabletten in Form einer Nahrungsergänzung entscheiden. Im EU-Ausland erhalten Sie Borax-Pulver allerdings ganz normal.

Was sagt die Verbraucherzentrale zu Borax?

Die Verbraucherzentralen warnen regelmäßig vor Nahrungs-ergänzungsmitteln und Borax bildet hier keine Ausnahme. Jedoch basieren viele dieser Warnungen nicht auf gesichertem Wissen über die Schädlichkeit des jeweiligen Präparats – so auch im Fall von Borax. Statt sich auf die Wirkungsweise zu konzentrieren, wird vor Borax gewarnt, weil die Studienlage nicht ausreichend ist. Die Verbraucherzentralen stützen sich hier auf die Einschätzungen der Europäischen Behörde für Lebensmittelsicherheit (EFSA). Diese betont, dass Nutzen und Risiken von Borax noch nicht hinreichend erforscht sind. Deshalb raten Verbraucherzentralen von der Verwendung von Nahrungsergänzungsmitteln mit Borax ab.

Wenn Sie sich auf den Informationsseiten der Verbraucher-zentralen umsehen, können Sie nachlesen, dass Borax laut aktueller Bewertung kein essenzieller Nährstoff für Men-schen ist. Gleichzeitig weisen Verbraucherzentralen darauf hin, dass Bor bzw. Borax ein Ultraspurenelement ist und der tägliche Bedarf für Menschen bei unter einem Milligramm liegt. Die Aussagen widersprechen sich also und führen bei Verbrauchern zu großer Verwirrung. Etwas weiter unten im Text heißt es dann nämlich, dass Bor-Verbindungen und Borax für Pflanzen wichtig sind, der Nutzen für den Men-schen allerdings noch nicht eindeutig belegt sei. Zusammen-gefasst: Die Verbraucherzentrale stellt die Notwendigkeit von Borax für den Menschen infrage.

Ein interessanter Artikel, der 2015 in der Zeitschrift für Orthomolekulare Medizin von dem Apotheker Uwe Grö-ber verfasst und veröffentlicht wurde, hebt hingegen Studien hervor, die zeigen, dass Borax und andere Bor-Verbindungen positive Effekte auf die menschliche Gesundheit haben. Gröber argumentiert, dass Borax daher möglicherweise als notwendig für den menschlichen Körper betrachtet werden sollte.

Die Verbraucherzentrale ignoriert das. Sie weist stattdessen darauf hin, dass es für Borax keine zugelassenen Werbeaussagen gibt. Das Fehlen behördlich anerkannter Werbeaussagen bedeutet jedoch nicht zwangsläufig, dass das Mittel keine Wirkung hat. Die Belege für die Wirksamkeit von Borax werden nur oft nicht anerkannt. Dabei wird auch komplett ignoriert, dass schon zahlreiche positive Studien vorliegen, in denen Borax am Menschen getestet wurde. Negative Effekte hingegen werden gerne aus Tier- und Zellstudien zitiert. Somit können Verbraucherzentralen die positiven Eigenschaften von Borax herunterspielen.

Dass die Aussagen der Verbraucherzentrale die Meinung der Menschen beeinflussen, ist offensichtlich – aus diesem Grund verzichten viele Menschen auf die potenziellen Vorteile von Borax. Das ist sehr schade. Denn Borax könnte zur Förderung und Erhaltung der Gesundheit beitragen. Richtig dosiert, unterstützt Borax das Immunsystem, die Produktion von Sexualhormonen bei Frauen und Männern und wirkt zudem entzündungshemmend bei verschiedenen Erkrankungen.

Wie bei allen Nahrungsergänzungsmitteln und Stoffen kann eine übermäßige Einnahme zu Vergiftungserscheinungen führen. Dies gilt aber für alle medizinischen Substanzen, die in zu hoher Dosierung eingenommen werden. Um negative Effekte zu vermeiden, sollten Sie die Tagesdosis von 3 Milligramm Borax nicht überschreiten.

Nebenwirkungen bei einer zu hohen Dosis Borax können Kopfschmerzen, Müdigkeit, Durchfall, Hautentzündungen,

Verwirrtheit, Krämpfe, Ödeme und Haarausfall sein, in schlimmen Fällen kann Epilepsie oder ein Kreislaufkollaps auftreten. Solche Symptome treten aber erst bei einer täglichen Einnahme von über 200 bis 300 Milligramm Borax bzw. Bor auf.

Was sagt der Bund für Risikobewertung zu Borax?

Das Bundesinstitut für Risikobewertung (BfR) stellt klar, dass borhaltige Nahrungsergänzungsmittel nicht für jeden geeignet sind und basiert seine Aussagen auf gesundheitliche Studien und Bewertungen. Dennoch stuft das BfR eine tägliche zusätzliche Aufnahme von Bor über Nahrungsergänzungsmittel als unbedenklich ein. Bor kommt nämlich natürlich in einigen Lebensmitteln vor und wir kommen im Alltag mit vielen Dingen in Berührung, die Bor enthalten.

Unklar bleibt für das BfR jedoch, ob zu hohe Dosierungen ein Gesundheitsrisiko darstellen könnten. Das BfR betont, dass hier noch weiterer Forschungsbedarf besteht. Bestimmte Bevölkerungsgruppen sollten laut BfR auf eine zusätzliche Bor-Einnahme über Nahrungsergänzungsmittel verzichten. Dazu zählen Schwangere, stillende Frauen und Kinder. Männer mit bekannt verminderter Fruchtbarkeit sollten ebenfalls borhaltige Nahrungsergänzungen meiden, so die Empfehlung des BfR.

Borax einnehmen oder besser nicht?

Nachdem Sie in diesem Buch umfassende Informationen über Borax erhalten haben, fragen Sie sich vielleicht, ob die Einnahme für Sie oder jemanden aus Ihrer Familie sinnvoll ist. Wenn Sie schwanger sind oder stillen, sollten Sie Borax meiden. Ansonsten ist eine Supplementierung absolut sicher. Eine gesunde Ernährung mit viel Gemüse, Nüssen und Dörrpflaumen sorgt in der Regel dafür, dass kein oder lediglich ein geringer Mangel an Borax vorhanden ist. Sollte Ihre Ernährung nur aus wenigen pflanzlichen Lebensmitteln bestehen oder leiden Sie unter chronischen Beschwerden, könnte Borax als Nahrungsergänzungsmittel sinnvoll sein. Sie können natürlich auch Ihre Ernährung umstellen. Das ist generell von Vorteil. Denn ein gesunder, pflanzlicher Speiseplan liefert nicht nur mehr Bor, sondern überdies zahlreiche andere Nährstoffe, Vitamine, Mineralstoffe, Pflanzenstoffe, Antioxidantien, Ballast- und Bitterstoffe, die essenziell für die Allgemeingesundheit sind.

Besprechen Sie Ihre Pläne stets mit Ihrem Arzt, insbesondere wenn Sie Borax oder andere Nahrungsergänzungsmittel einnehmen möchten. Ein Arzt, der womöglich nicht nur der klassischen Schulmedizin verpflichtet ist, sondern auch andere Wege in Betracht zieht, kann Ihnen eine fundierte Einschätzung zur Einnahme von Borax geben.

Doch letztlich liegt die Entscheidung, ob Sie Borax verwenden oder andere Maßnahmen ergreifen, bei Ihnen.

Welche Nebenwirkungen hat Borax?

Normal auftretende Nebenwirkungen sind solche, die bei einer geeigneten Dosierung häufiger bei den Anwendern auftreten. Einige wenige Nutzer klagten nach der ersten Einnahme von Bor über leichten Schwindel sowie Kopfschmerzen. Ob diese Symptome mit der Zufuhr von Borax zu tun haben, konnte jedoch nicht bewiesen werden. Auch waren die Beschwerden nur von kurzer Dauer. Am nächsten

Tag lagen keine Nebenwirkungen mehr vor. Eine weitere, normal auftretende Nebenwirkung war ein erhöhter Toilettengang. Dieser hat allerdings nichts mit Borax selbst zu tun, sondern mit einem erhöhten Trinkkonsum. Viel zu trinken ist grundsätzlich etwas sehr Gutes für Ihren Körper und hilft dabei, Giftstoffe herauszuspülen. Weitere Nebenwirkungen bei einer Standarddosis, die konkret nach der Einnahme eintreten können, sind nicht bekannt. Die Wahrscheinlichkeit, dass Ihr Körper in einer anderen Form auf die Bor-Aufnahme reagiert, ist extrem gering. Sollten Sie trotzdem an kopfschmerzähnlichen Symptomen leiden, ist es ratsam, die tägliche Dosis zu halbieren und sich langsam an die empfohlene Zieldosis heranzutasten.

Kann man mit Borax überdosieren?

Eine Überdosis mit Bor bzw. Borax ist etwas, das nicht passieren darf. Es gibt verschiedene Schwellenwerte, ab denen von einer Überdosierung von Borax gesprochen wird. Eine Überdosis Borax ist in jedem Fall ernst zu nehmen, da es bereits Todesfälle gab, bei denen die starke Wirkung einer hohen Dosis unterschätzt wurde. Daher ist es entscheidend, sich an die offiziellen Dosierungsempfehlungen zu halten und die Dosis nicht eigenmächtig zu erhöhen, selbst wenn sich bei Ihnen nicht sofort eine positive Wirkung einstellt. Bei Kindern ist zudem besondere Vorsicht geboten. Sie reagieren viel empfindlicher auf Borax, weshalb ihnen nur eine sehr geringe Dosis verabreicht werden sollte. Babys und Kleinkinder unter drei Jahren sollten überhaupt kein Borax bekommen.

Ein Richtwert für eine Überdosierung wären etwa 30 bis 40 Milligramm, sprich das Zehnfache der normalen Dosis. Sollten Sie trotz aller Warnungen eine solche Überdosis zu sich genommen haben – etwa durch das Trinken einer ganzen Flasche Wasser mit gemischtem Borax oder das Einnehmen von mehreren Tabletten – sollten Sie umgehend die Notaufnahme aufsuchen und um professionelle Hilfe bitten. Nur so können Sie Langzeitschäden vermeiden.

Wie bei allen Heilmitteln ist ein verantwortungsbewusster und geduldiger Umgang das Wichtigste.

Womit kann ich Borax kombinieren?

Sie können Borax mit anderen natürlichen Heilmitteln kombinieren und dadurch von weiteren positiven Effekten profitieren. Dazu gehört zum Beispiel Teebaumöl. Dieses hat viele verschiedene Funktionen und eignet sich sowohl als Kosmetikprodukt als auch für die Heilanwendung. Viele Menschen nutzen Teebaumöl bei Akne sowie fettiger Haut. Das ätherische Öl aus den Blättern des australischen Teebaums hat antibakterielle und antimykotische Eigenschaften, die sich bereits bei Kontakt mit der Haut entfalten. Auch gegen Kopfschmerzen hilft es. In Kombination mit Borax können Sie es verwenden, um Nagelpilz zu bekämpfen und vorzubeugen.

In der Regel reizt Teebaumöl die Haut nicht. Wenn Sie allerdings besonders sensible Haut haben oder unter Ekzemen leiden, könnte Teebaumöl zur Verschlimmerung führen. Sprechen Sie deshalb vorher mit Ihrem Hautarzt. Ansonsten vermischen Sie 1 bis 2 Tropfen Teebaumöl sowie eine Prise Borax mit Wasser und baden Ihre Füße darin. Wollen Sie Ihr Haar behandeln und Schuppen auf der Kopfhaut bekämpfen, können Sie dieselbe Dosis zusammen mit Ihrem üblichen Shampoo anwenden und damit die Kopfhaut einmassieren.

Borax lässt sich des Weiteren gut mit Olivenöl kombinieren. Dieses wird bekanntlich schon seit Tausenden Jahren zur Haut- und Haarpflege genutzt. Selbst Kleopatra soll davon Gebrauch gemacht haben. Denn Olivenöl gehört zu den guten Fetten und hat neben seiner Funktion als Speiseöl auch antioxidative, entzündungshemmende und gerinnungshemmende Fähigkeiten.

Olivenöl ergänzt sich zudem perfekt mit Borax. Wenn Sie mit Borax Hautirritationen oder Hautunreinheiten behandeln und ein Austrocknen der Haut verhindern möchten, können Sie Olivenöl anschließend als Feuchtigkeitsspender verwenden. Reiben Sie hierfür pures Olivenöl auf die trockenen Stellen. Vor dem Schlafengehen können Sie außerdem Ihre Füße mit Borax und Olivenöl einreiben, um Schwielen zu entfernen. Ziehen Sie sich aber Socken an, damit Ihre öligen Füße nicht Ihre Laken verschmutzen.

Wenn Sie Borax als Anti-Schuppen-Shampoo nutzen, können Sie genauso vorgehen wie beim Teebaumöl und 1 bis 2 Tropfen Olivenöl in die Mischung geben und diese in das Haar einmassieren. So wirken Sie auch der Trockenheit des Haares entgegen.

CBD-Öl stellt eine weitere interessante Kombinationsmöglichkeit mit Borax dar. CBD-Öl wird als Naturprodukt bereits erfolgreich bei verschiedenen Krankheiten eingesetzt, was auch klinisch bestätigt ist. Zudem wirkt es ähnlich wie Borax. CBD-Öl hat übrigens nichts mit Cannabis oder THC zu tun. Denn CBD (Cannabidiol) selbst besitzt keine berauschenden Effekte und fällt auch nicht unter das Suchtmittelgesetz. Es ist ein Stoff, der hauptsächlich in den Fasern der Hanfpflanze vorkommt. Der

Hanf, der zur Gewinnung von CBD verwendet wird, darf ausschließlich von qualifizierten und zertifizierten Bauern angebaut werden. Außerdem unterliegt der Anbau strengen Kontrollen. CBD hat wie Borax keine Nebenwirkungen. Zudem wurde bei der Einnahme von CBD bisher keine Überdosierung festgestellt.

Eine Kombination von Borax und CBD-Öl kann bei Krebserkrankungen sehr wirksam sein. Beide Substanzen hemmen das Wachstum von Tumorzellen und kranken Zellen, ohne dabei gesunde Zellen anzugreifen. Das ist ein Vorteil, den die Chemotherapie nicht leisten kann. Sie greift auch gesunde Zellen und das Immunsystem an. Die kombinierte Einnahme von Borax und CBD-Öl schützt das Immunsystem hingegen. Selbst wenn Sie sich einer Chemotherapie unterziehen, können Sie sich mit diesen beiden Stoffen zusätzlich behandeln, um das Immunsystem zu stärken und zu schützen. Sprechen Sie allerdings mit Ihrem Arzt darüber.

CBD-Öl wirkt nicht nur bei Krebserkrankungen. Es hat noch viele weitere Wirkungen. Diese spielen sich vor allem im Gehirn ab. Unter anderem wird CBD-Öl erfolgreich gegen Schlaflosigkeit eingesetzt. Kombinieren Sie es mit Borax, das die Melatoninproduktion fördert, können Sie Schlafstörungen wirksam bekämpfen.

Auch zur Rauchentwöhnung können Sie CBD-Öl verwenden. Beim Verlangen nach Nikotin werden einfach einige Tropfen Öl unter die Zunge geträufelt. Dies soll den Drang nach einer Zigarette stillen.

In Kombination mit Borax lindert CBD-Öl auch die Symptome von schweren Krankheiten wie Osteoporose oder Arthritis. Denn viele Patienten leiden bei diesen Erkrankungen auch unter psychischem Stress. Sie sind permanenten Schmerzen ausgesetzt und müssen mit den Vorurteilen anderer kämpfen, weil diese Krankheiten äußerlich schlecht bis gar nicht zu erkennen sind. Viele Betroffene werden als Simulanten oder besonders wehleidig hingestellt. Dies wirkt sich negativ auf die Psyche aus. CBD-Öl kombiniert mit Borax hilft hier gegen Stress, Nervosität, Ängste und Überbelastung. Auch wenn Sie aus anderen Gründen unter diesen psychischen Symptomen leiden, können Sie CBD-Öl alleine oder in Kombination mit Borax nutzen. CBD-Öl lindert wie Borax auch Schmerzen. Während Borax die körperlichen Symptome kuriert, bringt CBD-Öl die Psyche ins Gleichgewicht.

Multiple Sklerose ist ebenfalls Gegenstand einiger Studien mit CBD-Öl. Obwohl diese Studien an Mäusen durchgeführt wurden, zeigten sich bereits nach nur 10 Tagen deutliche Verbesserungen. Dies legt nahe, dass Therapien mit CBD und Borax auch hier vielversprechend sein könnten.

Eine weitere Erkrankung, bei der sowohl Borax als auch CBD-Öl hervorragend kombiniert eingesetzt werden können, ist Fibromyalgie. CBD kann die Symptome dieser schmerzhaften Krankheit deutlich lindern. Auch bei Morbus Crohn haben Erfahrungsberichte viele Erfolge durch die Anwendung von CBD und Borax gezeigt.

Für Asthma und Allergien könnte eine Kombination von CBD-Öl und Borax ebenfalls interessant sein. CBD hilft, das Immunsystem erneut aufzubauen und die Abwehrkräfte zu mobilisieren, was in Kombination mit den Eigenschaften von Borax zu einer effektiven Behandlung führen könnte.

CBD-Öl wirkt sehr schnell und führt zu keinerlei Wechselwirkungen mit anderen Medikamenten. Meist wird es in

Form von Öl oder als Paste eingenommen. Jedoch gibt es auch CBD-Liquids, die in E-Zigaretten oder Verdampfern geraucht oder inhaliert werden. CBD macht weder abhängig noch brauchen Sie am nächsten Morgen etwas, um wieder in die Gänge zu kommen. Viele Patienten, die von bestimmten Medikamenten abhängig sind, benötigen für den Morgen Tabletten, die sie aufputschen.

Kolloidales Silber ist ein weiteres Mittel, das in Kombination mit Borax verwendet werden kann. Allerdings teilt es ein ähnliches Schicksal wie Borax. Wenn Sie in Online-Suchmaschinen „kolloidales Silber" eingeben, finden Sie sowohl Berichte über dessen Wirksamkeit als auch zahlreiche Warnungen. Eine der alarmierendsten Meldungen ist, dass eine häufige Einnahme die Haut blau färbt. Viele Menschen lassen sich von solchen Berichten abschrecken, ohne weiter zu recherchieren. Diese Blaufärbung, auch Argyrie genannt, kann tatsächlich auftreten und wurde historisch dokumentiert. Allerdings müssen Sie dafür extrem hohe Mengen an kolloidalem Silber einnehmen, damit es eine solche Blaufärbung verursacht. Hier sprechen wir von einer Überdosis, die kaum jemand freiwillig einnehmen würde.

Kolloidales Silber besteht aus ultrafein zermahlenem Silbermetall und wird entweder in Pulverform oder als Lösung eingenommen. Es ist auch in Cremes oder Salben vorhanden, die der Wundheilung dienen. Auch bei der Behandlung von Hautausschlägen ist kolloidales Silber oft ein Inhaltsstoff. Vor der Entdeckung von Antibiotika war kolloidales Silber zudem ein beliebtes Desinfektionsmittel. Danach wurde es weitgehend aus unserem Alltag verdrängt. Wie Borax wirkt kolloidales Silber gegen Bakterien, Viren, Parasiten, Pilze und Pilzsporen. Zudem unterstützt es wie Borax das Immunsystem.

Darüber hinaus ist kolloidales Silber wie Borax gegen Nagelpilz wirksam. Auch kann es zur Entgiftung des Körpers beitragen (obwohl es fälschlicherweise selbst als giftig deklariert wird). Wie Borax fördert es das Zellwachstum und lässt sich sogar zur Behandlung von Lungenbeschwerden einsetzen. Natürlich ist kolloidales Silber kein Wunderheilmittel, aber ein natürliches Produkt, das bei normaler Anwendung keine negativen Effekte hat. Die Inhaltsstoffe bestehen ausschließlich aus Silber und der jeweiligen Trägerflüssigkeit oder Creme.

Wo soll ich Borax kaufen?

Die in Deutschland erhältlichen Bor-Nahrungsergänzungsmittel enthalten 3 Milligramm Bor pro Tablette. Bei den Borax-Kapseln ist meistens etwas mehr Borax enthalten. Solange Sie umgerechnet auf die 3 Milligramm Bor kommen, ist alles in Ordnung. Was Hersteller und Anbieter betrifft, sollten Sie sich auf deutsche Marken und hochwertige, zertifizierte Händler konzentrieren. Zudem ist es hilfreich, sich vor dem Kauf die Rezensionen und Kundenmeinungen durchzulesen. Darüber hinaus sollten Sie ausschließlich Produkte kaufen, die in Deutschland oder im europäischen Ausland hergestellt worden sind.

Wirkt sich Borax negativ auf die Fruchtbarkeit aus?

Verbote für Borax basieren unter anderem auf Studien zur Auswirkung von Bor auf die Fruchtbarkeit. Gemäß der EG-Richtlinie 89/530/EWG werden alle Produkte mit einem Bor-Gehalt von über einem Prozent als fruchtbarkeitsschädigend eingestuft. Studien, die eine solche Schädigung nachweisen konnten, basieren allerdings ausschließlich auf

Tierversuchen an Mäusen, Hunden und Ratten. Diesen Tieren wurden zudem sehr hohe Dosen Bor verabreicht – teilweise so hoch, dass bereits akute Vergiftungen auftraten.

Es wurde festgestellt, dass männliche Tiere eine verringerte Fruchtbarkeit aufweisen und bei weiblichen Tieren Schäden an den Embryonen im Mutterleib auftreten. Diese Dosen lagen wie gesagt weit über den als unbedenklich geltenden 10 Milligramm Bor pro Tag und diese Ergebnisse kamen auch nicht bei allen Tierversuchen vor.

Um einen Sicherheitspuffer zu haben, geht der Gesetzgeber davon aus, dass Menschen etwa zehnmal empfindlicher sind als Versuchstiere, sodass Borax als schädlich betrachtet wird.

In der Praxis gab es bisher keinen Fall von Fruchtbarkeitsproblemen aufgrund von Bor. Die normale Dosis ist auch viel zu gering dafür. Sie müssten schon über einen langen Zeitraum täglich eine extrem hohe Dosis einnehmen, um sich Sorgen zu machen. Solange Sie die Grenzwerte einhalten, besteht also keine Gefahr, dass Sie Ihre Fruchtbarkeit schädigen. Auch ein kurzfristiges leichtes Überschreiten dieser Werte führt zu keinen Schäden.

Welchen Effekt hat Borax bei älteren Männern ab 50 Jahren?

Eine neue Studie zeigt, dass der Testosteronspiegel im Blut von Männern über 50 Jahren um ein Drittel ansteigt, nachdem sie 7 Tage lang täglich 10 Milligramm Borax konsumiert haben. Testosteron erweist sich nicht nur für die sexuelle Funktion und Fruchtbarkeit als entscheidend, sondern auch für den Aufbau von Muskelmasse und Muskelkraft, besonders in bestimmten Muskelgruppen. Deshalb ist Borax auch für Bodybuilder von Interesse. Männer über 50 sind auch häufig von Prostatakrebs betroffen. Die Schulmedizin empfiehlt hier oft, den Testosteronspiegel zu senken, was durch medikamentöse Therapien erreicht wird. Studien mit Borax haben jedoch gezeigt, dass sich ein erhöhter Testosteronspiegel positiv auf Prostatatumore auswirken kann, indem er zu deren Schrumpfung beiträgt und den PSA-Antigenspiegel senkt, der für Prostataentzündungen und Tumorwachstum verantwortlich ist.

Ein ähnlich stimulierender Effekt wie Borax zeigt sich bei der Maca-Wurzel, die auf die Hypophyse wirkt sowie den Hormonspiegel ausgleicht. Als langfristige antimikrobielle Therapieform kann die Einnahme von Borax durch Maca-Pulver ergänzt werden, um den Testosteronspiegel weiter zu erhöhen.

Ein erhöhter Sexualhormonspiegel, der durch Borax erreicht wird, spielt ebenso eine bedeutende Rolle bei Senioren. Dabei geht es nicht nur um die Stimulierung der Sexualität, sondern auch um eine wesentliche Verbesserung der Gehirnfunktion sowie des Gedächtnisses durch bessere Membranfunktionen in den Gehirnzellen. Borax ist daher auch für Senioren äußerst empfehlenswert.

Kann ich Borax bei allen Schmerzen als Heilmittel verwenden?

Borax bietet eine wunderbare Möglichkeit, vielen Arten von Schmerzen zu begegnen. Dazu zählen Gelenkschmerzen, Muskelschmerzen, Nervenschmerzen und allgemeine Entzündungen. Jede dieser Schmerzarten benötigt eine spezifische Anwendung sowie Dosierung von Borax, um das bestmögliche Ergebnis zu erzielen.

Wenn Sie unter Gelenkschmerzen leiden, können Sie sich besonders über die Wirksamkeit von Borax freuen. Es hilft bei entzündlichen Erkrankungen wie Arthritis. Seine entzündungshemmenden Eigenschaften können dabei helfen, Schwellungen und Schmerzen in den Gelenken zu reduzieren. Wenn Sie Gelenkschmerzen haben, können Sie Borax entweder als Nahrungsergänzungsmittel einnehmen oder es in Form von topischen Cremes und Salben direkt auf die betroffenen Gelenke auftragen.

Muskelschmerzen können durch Muskelverspannungen und -krämpfe aufgrund eines Ungleichgewichts von Calcium und Magnesium entstehen. Borax reguliert den Mineralstoffwechsel und kann helfen, Muskelschmerzen zu lindern, indem es das Gleichgewicht dieser wichtigen Mineralien wiederherstellt. Es lässt sich in Form von Bädern oder als Nahrungsergänzungsmittel verwenden, um Muskelschmerzen zu reduzieren.

Auch bei Nervenschmerzen, die durch Zustände wie Neuropathie oder Bandscheibenvorfälle verursacht werden, kann Borax eine große Hilfe sein. Die neuroprotektiven Eigenschaften von Borax wirken sich nämlich sehr positiv auf die Erregbarkeit der Nervenzellen aus und unterstützen die Funktion des Nervensystems. Dadurch können Rückenschmerzen gelindert werden. Borax kann sowohl oral eingenommen als auch in Form von topischen Präparaten verwendet werden, um Nervenschmerzen zu behandeln.

Allgemeine Entzündungen sind leider keine Kleinigkeit. Sie können uns ganz schön zu schaffen machen. Bei Schmerzen und Unbehagen bietet Ihnen Borax die Möglichkeit, diese lästigen Entzündungen zu lindern und zu reduzieren. Borax hemmt nämlich die Produktion von entzündungsfördernden Molekülen. Und das Beste daran ist: Sie können es täglich einnehmen. So können Sie Entzündungen vorbeugen und reduzieren.

Wenn Sie unter lokalen Schmerzen und Entzündungen leiden, kann Borax in Cremes und Salben eine optimale Lösung sein. Sie können diese Produkte auf die betroffenen Stellen auftragen und die Schmerzen damit effektiv lindern.

Borax-Bäder stellen eine weitere wirksame Methode dar, um Schmerzen zu lindern. Wenn Sie in einem mit Borax angereicherten Bad verweilen, können die Mineralien über die Haut aufgenommen werden. Dies führt zu einer schnellen und effektiven Schmerzlinderung. Solche Bäder sind besonders wirkungsvoll bei der Behandlung von Muskelschmerzen und Entzündungen, da sie eine entspannende Wirkung haben.

Nachdem wir uns die vielfältigen Einsatzmöglichkeiten von Borax bei unterschiedlichen Schmerzen angeschaut haben, ist es wichtig zu betonen, dass die Dosierung und Anwendung von Borax je nach individuellen Bedürfnissen variieren können. Wenden Sie sich deshalb im individuellen Fall an Ihren behandelnden Arzt oder Naturheilkundler.

Gibt es einen Vergleich von Borax zu anderen Schmerzmitteln?

Borax ist eine natürliche und günstige Schmerzmittelalternative zu herkömmlichen Medikamenten wie NSAIDs (nichtsteroidale entzündungshemmende Medikamente) und Opioiden. Im Gegensatz zu diesen Medikamenten bietet

Borax den Vorteil, dass es weniger Nebenwirkungen und kein Suchtpotenzial hat.

NSAIDs wie Ibuprofen und Aspirin sind zwar ebenfalls sehr wirksam bei der Linderung von Schmerzen. Allerdings können sie viele Nebenwirkungen wie Magen-Darm-Beschwerden, Magengeschwüre, Nierenprobleme und Herz-Kreislauf-Erkrankungen haben. Der langfristige Gebrauch von NSAIDs (nichtsteroidalen Antirheumatika) kann sogar zu schwerwiegenden gesundheitlichen Problemen führen. Deshalb sollten Sie diese Medikamente ausschließlich mit Vorsicht anwenden.

Opioid-Schmerzmittel wie Morphin und Oxycodon sind zwar ebenfalls wirksam bei starken Schmerzen, können aber zu Abhängigkeit und schwerwiegenden Nebenwirkungen wie Atemdepression, Sucht und Überdosierung führen. Daher ist es wichtig, dass Sie den langfristigen Gebrauch dieser Mittel überdenken und Sie lieber meiden.

Borax dagegen ist eine sichere und wirksame Option, die sich insbesondere für Menschen eignet, die natürliche Behandlungsmethoden bevorzugen oder die Nebenwirkungen und Risiken herkömmlicher Schmerzmittel vermeiden möchten. Es besitzt eine Reihe von einzigartigen Eigenschaften, die es zu einem vielseitigen, effektiven Mittel zur Linderung von Schmerzen machen.

Der Vergleich mit anderen Schmerzmitteln beweist: Borax ist eine sehr gute Option zur Behandlung von Schmerzen und Entzündungen. Speziell für Menschen, die auf der Suche nach sicheren, wirksamen, nicht abhängig machenden und natürlichen Behandlungsmethoden sind, ist Borax die ideale Lösung.

Wofür wurde Borax früher eingesetzt?

Schon seit der Antike wird Borax in der Medizin eingesetzt. Die Menschen haben schnell gemerkt, dass das vielseitige Mittel bei Hauterkrankungen und Schmerzen hilft. In der antiken griechischen und römischen Medizin wurde Borax als Heilmittel gegen Hautinfektionen und zur Wundheilung verwendet, wie von Hippokrates, dem Vater der modernen Medizin, beschrieben. Auch in der Traditionellen Chinesischen Medizin kam Borax zum Einsatz, vor allem um damit Entzündungen zu behandeln. Zudem war es Bestandteil von Kräutermischungen zur Förderung der Heilung. Im Mittelalter wurde Borax in Europa weiterhin genutzt, vor allem in der Alchemie und frühen Pharmazie. Dort kam es oft in Salben und Tinkturen zum Einsatz, um damit Hautkrankheiten zu behandeln sowie die Wundheilung zu fördern. Seine antiseptischen Eigenschaften machten Borax zu einem wichtigen Bestandteil der Medizin dieser Zeit.

Wird Borax in der Naturheilkunde angewendet? Und wo?

Borax hat eine lange Tradition in der Naturheilkunde, auch in verschiedenen traditionellen Heilverfahren. In der ayurvedischen Medizin wird Borax zum Beispiel als „Tankan" bezeichnet und zur Behandlung von Verdauungsstörungen, Hautkrankheiten und Gelenkschmerzen herangezogen. In der Traditionellen Chinesischen Medizin kommt Borax ebenfalls zum Einsatz. Dort wird es als „Peng Sha" bezeichnet. Behandelt werden damit Fieber, Magenbeschwerden und Hautprobleme. In der westlichen Naturheilkunde wird Borax oft zur Unterstützung der Knochengesundheit, zur

Entgiftung, Schmerzlinderung sowie für die allgemeine Gesundheit eingesetzt. Häufig wird Borax auch mit Kräutern wie Kurkuma, Ingwer und Boswellia kombiniert, um die Wirkung zu verstärken. Die vielseitigen Anwendungsmöglichkeiten machen Borax zu einem beliebten Heilmittel in der naturheilkundlichen Praxis. Verschrieben wird es als Nahrungsergänzungsmittel, Salbe, Creme, Tinktur oder Borax-Bad.

Schlusswort

Bor und Bor-Verbindungen wie Borax sind keine Allheilmittel, aber sie haben nachweislich positive Auswirkungen auf den menschlichen Körper. Zahlreiche Forschungsarbeiten belegen einen direkten Einfluss von Bor, Borax sowie anderen Bor-Verbindungen auf verschiedene Krankheitsbilder, den Schlafrhythmus und sogar die Fruchtbarkeit. Es ist bedauerlich, dass viele Ärzte heute nicht über die Vorteile von Bor-Verbindungen informiert sind. Dennoch gibt es mittlerweile immer mehr Medikamente, die Borax und andere Bor-Verbindungen als Wirkstoff enthalten, und viele Ärzte sind offen für neues Wissen. Daher lohnt es sich, mit Ihrem Arzt über die Verwendung von Borax zu diskutieren und gemeinsam die beste Vorgehensweise für Ihre Gesundheit zu finden. Lesen Sie sich auch gerne die in diesem Buch genutzten Quellen durch, um Ihr Wissen über Borax zu erweitern. Sie dürfen auch etwas kritisch hinterfragen – vor allem, wenn es keine soliden Daten und Forschungsergebnisse zu einem Bereich gibt.

Sehr wichtig ist es anzumerken, dass Bor und Borax ein Spurenelement sind und in sehr hohen Dosen giftig wirken können. Deswegen ist bei der Verwendung von Bor und Bor-Verbindungen stets Verantwortungsbewusstsein gefragt.

Doch wenn Sie sich an die normale Dosierung halten, kann das Powermineral Borax viel bei Arthritis, Osteoporose, Arthrose, Entzündungen, damit zusammenhängenden Schmerzen und Problemen der Zirbeldrüse bewirken. Borax ist auch ein probates Mittel, um die Lebensqualität zu optimieren. Denn dieser Mineralstoff lindert nicht nur unterschiedliche Leiden, es sorgt zudem für ein besseres Körpergefühl. So ist es bei Schuppenflechte und Neurodermitis ein gutes Hilfsmittel. Wie Sie erfahren haben, gibt es kaum bis keine Nebenwirkungen, wenn der Mineralstoff in der richtigen Dosierung aufgenommen wird. Trotz aller Behauptungen in Bezug auf Vergiftungsgefahren sowie schädliche Wirkungsweise: Borax ist sicher in der Anwendung.

Jedenfalls wäre es wünschenswert, dass dieses Buch dazu beiträgt, dass immer mehr Menschen ein Bewusstsein für die vielfältigen und wunderbaren Anwendungsmöglichkeiten von Borax entwickeln. Es soll Menschen unterstützen, ihre Gesundheit und ihr Wohlbefinden auf natürliche Weise und ganzheitlich zu fördern. Heute suchen viele Menschen nach natürlichen und ganzheitlichen Alternativen zu herkömmlichen Medikamenten, daher gewinnt auch die Verwendung von Borax als Methode zur Schmerzlinderung zunehmend an Bedeutung. Der Mineralstoff kann Ihnen ebenso helfen, ein besseres Leben zu führen. Die Informationen in diesem Buch haben Ihnen die umfassende Anwendung von Borax verdeutlicht. Die Einsatzmöglichkeiten des Minerals sind vielseitig.

Sie sollten sich allerdings darüber im Klaren sein, dass die Nutzung von Borax einen ganzheitlichen Ansatz erfordert, der eine gesunde Lebensweise, eine ausgewogene Ernährung, regelmäßige Bewegung sowie ein effektives Stressmanagement einbezieht. Es ist auch wichtig, realistische Erwartungen zu haben. Borax ist ein Naturheilmittel, aber kein Wundermittel. Jeder Mensch reagiert zudem unterschiedlich auf Behandlungen. Deshalb sollten Sie die Dosierung und Anwendung von Borax individuell anpassen und sich bei Bedarf mit einem qualifizierten Arzt absprechen.

Abschließend lässt sich sagen, dass Borax eine vielversprechende Option darstellt, die hoffentlich in der Zukunft noch weiter erforscht wird – sodass Borax als Teil der ganzheitlichen Gesundheitspraxis in Betracht gezogen wird und die Vorteile dieser natürlichen Behandlungsmethode genutzt werden.

Quellen

Alak, G., et al. (2019). Borax alleviates copper-induced renal injury via inhibiting the DNA damage and apoptosis in rainbow trout. *Biological Trace Element Research, 191*(2), 495–501. https://www.ncbi.nlm.nih.gov/pubmed/30612301

Atakisi, O., et al. (2019). Boric acid and borax supplementation reduces weight gain in overweight rats and alter L-carnitine and IGF-I levels. *International Journal for Vitamin and Nutrition Research*, 1–7. https://www.ncbi.nlm.nih.gov/ pubmed/30747610

Benderdour, M., et al. (1998). In vivo and in vitro effects of boron and boronated compounds. *Journal of Trace Elements in Medicine and Biology, 12*(1), 2–7. https://www.ncbi.nlm.nih. gov/pubmed/9638606

Bergmann, U. (2019). *Sofortheilung durch Borax: Erprobte Anwendungen und dringend notwendiges Praxiswissen für den sicheren Umgang mit Borax Pulver* [Taschenbuch].

BfR. (2005). *Zusatz von Borsaure oder Borax in Nahrungsergänzungsmitteln*. Bundesinstitut für Risikobewertung. (Abgerufen Mai 2024) https://mobil.bfr. bund.de/cm/343/zusatz_von_borsaeure_oder_borax_in_ nahrungsergaenzungsmitt.pdf

BfR. (2006). *Höchstmengen für Bor und Fluorid in natürlichen Mineralwässern sollten sich an Trinkwasserregelungen orientieren*. Bundesinstitut für Risikobewertung. (Abgerufen Mai 2024)

Datei: hoechstmengen_fuer_bor_und_fluorid_in_natuerlichen_
mineralwaessern_sollten_sich_an_trinkwasserregelungen_
orientieren.pdf

BfR. (2021a). *Aktualisierte Höchstmengenvorschläge für Vitamine und Mineralstoffe in Nahrungsergänzungsmitteln und angereicherten Lebensmitteln. Stellungnahme Nr. 009/2021 vom 15.03.2021.* Bundesinstitut für Risikobewertung. (Abgerufen Mai 2024) https://www.bfr.bund.de/cm/343/aktualisierte-hoechstmengenvorschlaege-fuer-vitamine-und-mineralstoffe-in-nahrungsergaenzungsmitteln-und-angereicherten-lebensmitteln.pdf

BfR. (2021b). *Höchstmengenvorschläge für Bor in Lebensmitteln inklusive Nahrungsergänzungsmitteln.* Bundesinstitut für Risikobewertung. (Abgerufen Mai 2024)

Datei: hoechstmengenvorschlaege-fuer-bor-in-lebensmitteln-inklusive-nahrungsergaenzungsmitteln.pdf

Bolt, H., et al. (2017). Boron and its compounds: current biological research activities. *Archives of Toxicology, 91*(8), 2719–2722.

Bor & Borax: Was ist dran an dem Wundermittel? (n.d.). (Abgerufen Mai 2024) https://drreinwald.de/bor-und-borax-was-ist-dran-an-dem-wundermittel/

Bor – ein Update. (n.d.). Burgerstein Foundation. (Abgerufen Mai 2024) https://www.burgerstein-foundation.ch/de-DE/fachbereich/aktuelles-aus-wissenschaft-praxis/bor-ein-update

Borax Globuli. (n.d.). (Abgerufen Mai 2024) https://www.globuli.de/einzelmittel/globuli-von-b-bis-b/borax/

Borax Helden. (2019). *Borax Für Einsteiger: Warum Du unbedingt mehr über diesen hilfreichen Allrounder wissen solltest – Wirkung, Anwendung, Erfahrungsberichte und Studien* [Kindle-Ausgabe].

borax-info.de. (n.d.). (Abgerufen Mai 2024) https://borax-info.de/

Crawford, P., et al. (2019). Methylsulfonylmethane for treatment of low back pain: A safety analysis of a randomized, controlled trial. *Complementary Therapies in Medicine, 45,* 85–88.

Crisaborol: Bor-Verbindung lindert Neurodermitis. (2016). *Deutsches Ärzteblatt* (Online). https://www.aerzteblatt.de/nachrichten/72091/

Cui, Y., et al. (2004). Dietary boron intake and prostate cancer risk. *Oncology Reports, 11*(4), 887–892. https://www.ncbi.nlm.nih.gov/pubmed/15010890

Die Borax-Verschwörung. (n.d.). (Abgerufen Mai 2024) http://www.dr-minas.de/tl_files/Downloads/Boraxverschwoerung.pdf

Duydu, Y., et al. (2012). Assessment of DNA integrity (COMET assay) in sperm cells of boron-exposed workers. *Archives of Toxicology, 86*(1), 27–35. https://www.ncbi.nlm.nih.gov/pubmed/21833739

Falbe, J., & Regitz, M. (Eds.). (1998). *Römpp kompakt Basislexikon Chemie.* Thieme.

Hakki, S. S., et al. (2010). Boron regulates mineralized tissue-associated proteins in osteoblasts (MC3T3-E1). *Journal of Trace Elements in Medicine and Biology, 24*(4), 243–250. https://www.ncbi.nlm.nih.gov/pubmed/20685097

Hewlings, S., Kalman, D. S., & Miller, L. E. (2018). Evaluating the impacts of methylsulfonylmethane on allergic rhinitis after a standard allergen challenge: Randomized double-blind exploratory study. *JMIR Research Protocols, 7*(11), e11139. *(Note: The related mention "Miller L.E.: Methylsulfonylmethane decreases inflammatory response…" was not fully detailed, so it is not separately listed.)*

Hudnall, T. W., et al. (2009). Fluoride ion recognition by chelating and cationic boranes. *Accounts of Chemical*

Research, 42(2), 388–397. https://www.ncbi.nlm.nih.gov/pubmed/19140747

Jarisch-Herxheimer-Reaktion. (n.d.). (Abgerufen Mai 2024) https://flexikon.doccheck.com/de/Jarisch-Herxheimer-Reaktion

Kim, Y. (n.d.). Posttranscriptional regulation of the inflammatory marker C-reactive protein by the RNA-binding protein HuR and microRNA 637. *Molecular and Cellular Biology.* https://mcb.asm.org/content/35/24/4212

Kliegel, W. (1980). *Bor in Biologie, Medizin und Pharmazie: Physiologische Wirkungen und Anwendung von Bor-Verbindungen.* Springer.

Kluge, N. (n.d.). *Borax: Das vergessene Heilmittel gegen Arthritis, Arthrose, Osteoporose* [Kindle-Ausgabe]. *(Gelesen Mai 2024.)*

Krenz, S. (2019). *Borax: Borax für Anfänger, geheimes basisches Pulver als Heilmittel, Wundermittel gegen Arthrose, Osteoporose, Candida, Viren und Pilze, Entgiftung des Körpers, Entkalkung der Zirbeldrüse* [Taschenbuch].

Lightofevolution. (2009, März). Bananen-Split Geschichte. (Abgerufen April 2024) https://lightofevolution.org/de/bananensplit/

Litovitz, T. L., et al. (1988). Clinical manifestations of toxicity in a series of 784 boric acid ingestions. *The American Journal of Emergency Medicine, 6*(3), 209–213.

Lorenz, T. (2019). *Borax: Wie Sie Bor Pulver im Haushalt effektiv einsetzen und ganz einfach zahlreiche körperliche Beschwerden lindern* [Taschenbuch].

Mogoşanu, G. D., et al. (2016). Calcium fructoborate for bone and cardiovascular health. *Biological Trace Element Research, 172*(1), 277–281. https://www.ncbi.nlm.nih.gov/pmc/articles/PMC4930945/

Newnham, R. (1992). Essentiality of boron for healthy bones and joints. *Environmental Health Perspectives, 100,* 153–157. https://www.ncbi.nlm.nih.gov/pmc/articles/PMC1566627

Nielsen, F. H., et al. (1987). Effect of dietary boron on mineral, estrogen, and testosterone metabolism in postmenopausal women. *FASEB Journal, 1*(5), 394–397. https://www.ncbi.nlm.nih.gov/pubmed/3678698

Okrusch, M., & Matthes, S. (2005). *Mineralogie* (7. Aufl.). Springer.

Paller, A. S., et al. (2016). Efficacy and safety of crisaborole ointment, a novel, nonsteroidal phosphodiesterase 4 (PDE4) inhibitor for the topical treatment of atopic dermatitis (AD) in children and adults. *Journal of the American Academy of Dermatology.* https://www.jaad.org/article/S0190-9622(16)30330-9/pdf

Pizzorno, L. (2015). Nothing boring about boron. *Integrative Medicine (Encinitas), 14*(4), 35–48. https://www.ncbi.nlm.nih.gov/pmc/articles/PMC4712861/

Sage, A., & Fries, F. (2021). *Borax für Anfänger: Wie Sie Borax als natürliches Heilmittel anwenden können, um Entzündungen entgegenzuwirken, chronische Schmerzen zu lindern und Hormonspiegel zu verbessern* [Kindle-Ausgabe].

Scienxx. (2009). Mensch und Moos näher verwandt, als gedacht. https://www.scinexx.de/news/technik/mensch-und-moos-naeher-verwandt-als-gedacht/

Scorei, R., et al. (2011). A double-blind, placebo-controlled pilot study to evaluate the effect of calcium fructoborate on systemic inflammation and dyslipidemia markers for middle-aged people with primary osteoarthritis. *Biological Trace Element Research, 144*(1–3), 253–263. https://www.ncbi.nlm.nih.gov/pubmed/21607703

Shen, J., & Ordovas, J. M. (2009). Impact of genetic and environmental factors on hsCRP concentrations and response

to therapeutic agents. *Clinical Chemistry, 55*(2), 256–264.
http://clinchem.aaccjnls.org/content/55/2/256

Stellungnahme zur Reproduktionstoxizität von Boraten.
(n.d.). (Abgerufen Mai 2024) https://www.auro.de/de/ueber-
AURO/sanfte-chemie/fachbeitraege/FB_stellungnahme_
zur_reproduktionstoxizitaet_von_boraten.pdf

Ternes, W. (2013). *Biochemie der Elemente. Anorganische Chemie
biologischer Prozesse.* Springer Spektrum.

Turkez, H., & Geyikoglu, F. (2010). Boric acid: A potential
chemoprotective agent against aflatoxin B1 toxicity in human
blood. *Cytotechnology, 62*(2), 157–165. https://www.ncbi.nlm.
nih.gov/pmc/articles/PMC2873987/

Ulmer, A. (2018). *Borax. Das wundersame Heilmineral.*
Steiner-Verlag.

Wu, L., et al. (2019). Gene expression alterations of human liver
cancer cells following borax exposure. *Oncology Reports, 42*(1),
115–130. https://www.ncbi.nlm.nih.gov/pubmed/31180554